Cómo aumentar la testosterona

De manera 100% natural y probada científicamente.

Sin drogas, suplementos ni pastillas

Derek Moody

© 2014 Ediciones Thunder

http://www.edicionesthunder.com

Índice

1

Introducción

La reducción de niveles de testosterona, especialmente en los hombres, es uno de los problemas más importantes de los que nadie habla.

Por eso, he aquí la solución.

Tenemos un 25% menos de testosterona que nuestros abuelos y es una situación que va a peor. La reducción de testosterona ya no afecta sólo a personas mayores, es un fenómeno acusado por cada vez más hombres, cada vez más temprano.

Y no es natural.

Uno de los mejores libros sobre testosterona y cómo aumentarla de manera natural es "*The testosterone book*", de Derek Moody. Nada supera su exhaustiva investigación de fuentes, realizada para apoyar **con datos reales y científicos** todo lo que aumenta su testosterona de modo 100% natural. sin pastillas, cremas, ideologías raras o suplementos extraños.

Por eso es un enorme placer haber podido traer al español las enseñanzas de ese libro, revisadas, condensadas sin perder un ápice de información y **con un plan práctico que funciona**, para que pueda ponerlo en marcha hoy mismo y aumentar ya su testosterona.

Desde el inicio de ediciones Thunder el objetivo era claro, **crear libros que se pudieran aplicar de manera práctica, en el mundo real y por personas reales**.

Y además de eso, eliminar la paja que no sirve para nada.

La mayoría de libros se extienden durante 300 páginas llenas de anécdotas de relleno o repeticiones sobre lo mismo. Aquí no, aquí tiene usted la respuesta real a la pregunta que estaba buscando, así que vamos a ella.

2

Mi breve historia

Dejar las cosas claras es importante. Derek Moody es un seudónimo, pues me gano la vida haciendo otras cosas que no tienen nada que ver con este libro.

Pero lo escribí hace un tiempo y tuvo una enorme aceptación que no esperaba. Me di cuenta de que no estaba solo y usted, ahora, tampoco.

Estas páginas existen porque pasé una muy mala época con este tema. Buscando una solución, llegué como Alicia hasta lo más profundo de la madriguera del conejo, aprendiendo, leyendo e investigando tanto como pude (lo comprobará por la gran cantidad de estudios científicos serios que se referencian al final de cada capítulo).

En ese viaje descubrí cosas que todo hombre debería conocer y esta es mi pequeña contribución, **porque me ayudó enormemente y le ayudará a usted también.**

He investigado y experimentado con toneladas de información y cosas que dejan la boca abierta, y no lo he hecho porque soy un tipo genial, sino porque soy obsesivo, bordeando incluso lo patológico, así que no me detuve hasta que llegué lo más lejos posible.

¿Quiere aumentar su deseo y capacidad sexual, desarrollar músculo, perder grasa y tener más energía, motivación y concentración?

Pregunta tonta donde las haya. Por supuesto que quiere, y la testosterona, la hormona "masculina", puede hacer todo eso.

Es una promesa atrevida y puede poner los ojos en blanco, porque yo lo haría también si leyera eso, pero le aseguro que es verdad.

Yo no sabía nada del tema, pero cuando lo hice, me preguntaba constantemente **cómo algo tan importante era tan ampliamente desconocido, especialmente para los hombres.**

En estas páginas conocerá cómo optimizar su producción de testosterona, de manera 100% natural y de acuerdo a la ciencia. Aquí no hay remedios "*mágicos*", no hay extrañas píldoras ni suplementos sospechosos que intento vender a cambio de beneficio.

Pero no sólo quiero explicarle cómo hacerlo, quiero explicar también los porqués, ya que soy un firme creyente en que, como diría Doug McGuff *"si conoces el porqué, abrazarás el cómo"*. Así actuaremos con convicción y motivación, porque sabemos lo que hacemos.

Me gustaría decir que empecé como con los héroes de las películas, pero lo cierto es que, el día en que todo cambió yo estaba con una enorme resaca, en el asiento del coche de un amigo y sin dormir la noche anterior. Había salido y, finalmente, conseguido a la chica tras la que había ido un tiempo.

Estaba destinada a ser una noche genial y acabó siendo una noche de vergüenza. Mi capacidad sexual no estuvo ahí cuando la necesité y acabé profundamente avergonzado.

Al principio intenté no darle importancia, porque ya se sabe qué pasa el alcohol, pero soy tan obsesivo que me preocupé, y me preocupé y al final me preocupé un poco más, de modo que empecé a unir algunos puntos.

Me di cuenta que no fue sólo esa noche, mi deseo sexual estaba por lo suelos desde hacía meses, no recordaba muy bien tener erecciones matutinas, o al menos tan frecuentes y firmes como antes. Cuando empecé a llevar la cuenta tras el incidente, muchas veces no estaban ahí, o si estaban no eran gran cosa.

Aparte de ese detalle estaba más apático que nunca, desmotivado, siempre de un humor de perros y sin la capacidad de centrarme en nada. Mi pasión, en todos los sentidos, se había ido, y esa no es manera de vivir. Culpaba principalmente a un trabajo que no me gustaba, pero no imaginaba el cambio radical que todo eso iba a dar también, en cuanto mi testosterona volvió a la normalidad.

Sabía que las hormonas se jubilan con la edad, pero, ¿en los treinta y cuando estás relativamente sano y en forma? ¿Y tan rápido? Ni de broma era aquello un proceso natural.

E incluso si lo era, no iba a aceptarlo sin pelear. Me quitó a la chica y estaba haciendo mi vida miserable, porque parecía una sucesión de días grises y ordinarios.

Es una pena que sólo reaccionemos cuando se toca fondo, pero al menos lo hice, así que, típico en mí, comencé a leer, aprender e investigar todo lo que pude sobre el tema, yendo a fuentes que serias, devorando información y examinando multitud de estudios científicos. Algunos de ellos eran realmente extraños, todos tan secos que aburren hasta al más motivado… Pero durante ese viaje descubrí cosas que me dieron muchos momentos de claridad.

Infinidad de veces pensé: *"todo el mundo (o al menos todo hombre) debería saber esto, ¿cómo puede ser tan importante y a la vez tan desconocido?"*

Y por todo eso está leyendo esto.

El habitual aviso de precaución

Empezamos ya, pero es necesario hacer este aviso. Como en todo tema de este tipo tratado en un libro, es necesario hacerlo. No soy médico ni voy a jugar a ser uno, así que debería hablar con su doctor sobre dietas, ejercicio o suplementos, especialmente si su salud no es óptima, tiene dudas o sufre de cualquier condición médica. Hágase análisis y no abandone ningún tratamiento que pudiera estar tomando.

Nada de lo que encontrará aquí es peligroso, ilegal o no ha sido probado, al contrario, seguramente mejorará su bienestar general, pero es imposible saber la situación de todo el que lee estas páginas.

A veces los bajos niveles de testosterona vienen causados por condiciones médicas serias. Si es su caso, necesita tratamiento más allá de este libro.

Igualmente, en la vida real no hay milagros de un día para otro en nada, y deberíamos ser inteligentes para consultar al médico lo que debemos.

Como tengo un amigo abogado, aquí viene la advertencia que insistió que pusiera.

Esta información tiene simplemente un propósito educativo, no es para diagnosticar, tratar, curar o prevenir ninguna enfermedad. Esta información se proporciona "tal cual" y el autor no proporciona garantías de ninguna clase, expresas o implícitas y no será responsable de ningún daño de ninguna clase derivado del uso de la misma, incluyendo, pero no limitándose a a daños accidentales directos o indirectos.

Una vez advertido eso, sólo hay una regla de oro aquí: **piense por usted mismo**.

Yo le digo que lo que va a leer aquí funciona, la infinidad de estudios científicos referenciados también se lo dicen, pero le pido que piense por sí mismo, porque muchas cosas le chocarán e irán en contra de lo que creía saber todo este tiempo acerca del tema.

Desafíe eso, busque las referencias y estudios citados aquí si quiere saber más y sobre todo, piense.

3

Por qué es (muy) importante la testosterona

La testosterona ha tenido una injusta mala reputación, siendo sinónimo de cavernícola, agresión y falta de inteligencia.

Pero todo eso está muy equivocado.

Piense en el típico abuelo cascarrabias, tiene mal carácter, los pantalones por los sobacos y un humor de perros constante. Una de las principales razones de todo eso (pantalones sobaqueros incluidos y no es broma) es su baja testosterona, lo crea o no.

Para los hombres, es nuestra menopausia.

Por causa de la edad la hormona se está retirando y resulta que **la testosterona ayuda a estar concentrado y controlar el estado de ánimo**[1], siendo una de las claves principales para el empuje, alcanzar objetivos, conseguir a la chica u obtener lo que nos hemos propuesto en general.

Ah sí, y una pequeña cosa más, la testosterona juega un papel clave en el deseo y la capacidad sexual. Así que si no se siente como cuando era más joven en ese tema, es muy posible que la testosterona está jugando un papel.

Todo el tiempo no paras de oír: *"Es un proceso natural y debes aceptarlo".*

Pues bien, mienten.

Muchas cosas dentro de nuestro estilo de vida y nuestro entorno contribuyen a acelerar la reducción de testosterona y alterar el equilibrio natural de nuestras hormonas. Y eso no es ni natural ni positivo, pero, ¿sabe que es aún menos positivo?

Que muchas cosas *"sanas"* y ampliamente recomendadas, contribuyen a poner el *"turbo"* a esa pérdida de testosterona.

Y sí, puede que la reducción de la testosterona por la edad sea algo natural (aunque nuevos estudios parece que no lo tienen tan claro), pero muchos hombres tienen niveles suficientes para estar activos y motivados para hacer cosas hasta el último día de sus vidas.

Y yo quiero ser uno de ellos y no alguien capturado por los efectos de una testosterona reducida, que incluyen incapacidad de concentración, ánimo bajo, desmotivación, dificultad para ganar músculo, acumulación excesiva de grasa, libido reducida, etc, etc, etc.

Estudios referenciados en este capítulo

[1] University of Zurich (2009, December 9). Testosterone does not induce aggression, study shows. ScienceDaily. Retrieved April 21, 2011, from http://www.sciencedaily.com/releases/2009/12/091208132241.htm

4

Entendiendo la testosterona y otras hormonas importantes

La biología y los estudios analizados en este libro son secos y densos, ya se lo aviso, pero no se preocupe, porque **vamos a explicar lo importante de manera que se entienda por todo el mundo**, aunque para eso a veces haya que sacrificar un poco la precisión 100% académica.

Las hormonas son cruciales para nuestro bienestar, pero son unas totales desconocidas para el público.

Hablamos de calorías, colesterol y cosas así, pero de hormonas no, lo cual es una pena, **porque son mucho más importantes para temas críticos que la mayoría de cosas por las que nos preocupamos.**

Existe una gran cantidad de hormonas, pero de las principales que vamos a hablar aquí son:

- Testosterona.
- Insulina.
- Cortisol.
- Estrógenos en general.

Todas tienen un papel crucial en nuestros cuerpos y la cuestión es: cuando el equilibrio natural entre ellas se altera, empiezan los problemas.

Nuestros cuerpos generan hormonas para los más diversos objetivos: cada día hemos de soportar estrés, así que nuestro cuerpo genera cortisol para poder con ello. O acabamos de comer un helado de chocolate, así que la insulina es necesaria para hacerse cargo de todo el azúcar que hay en nuestra sangre. Y sí, vamos a tener sexo con esa persona que nos gusta, así que podemos rezar para que hayamos generado suficiente testosterona.

La cuestión es, nuestro cuerpo es una máquina increíble que se adapta muy bien, incluso puede aguantar mucho del abuso al que le sometemos, pero hasta un punto. **Nuestros hábitos, condiciones ambientales y nuestro estilo de vida condicionan enormemente nuestra producción de hormonas.**

Y esta es una de las claves principales que habremos que tener en cuenta: en general (y simplificando mucho), si nuestro cuerpo necesita crear una clase de hormona de las que vamos a ver aquí, tiende a "*sacrificar*" la producción de otra.

Imaginemos una fábrica con recursos limitados, si necesitamos producir un montón de hormonas de una clase, tendremos que dejar de hacer otra, porque nuestro cuerpo es realmente increíble, pero no es todopoderoso.

Y para lo que nos interesa aquí, **la testosterona es sacrificada si nuestro cuerpo necesita generar demasiada cantidad de las otras hormonas que comentaremos.**

Como usted es inteligente, estará empezando a ver que si queremos más testosterona en nuestro cuerpo, vamos a tener que echar un vistazo a nuestro cortisol, insulina y niveles de estrógeno, principalmente.

Pero antes de eso, y a fin de optimizar nuestra producción de testosterona, es necesario explicar un poco más cómo la creamos y qué es.

Cómo se crea la testosterona

Necesitamos testosterona para muchas cosas: generar músculo, afrontar competiciones, sexo, etc, así que nuestro hipotálamo (una parte del cerebro) libera una sustancia a la glándula pituitaria, llamada hormona liberadora de la gonadotropina (GnRH a partir de ahora).

Esta hormona hace que esa glándula produzca otras dos hormonas: la hormona estimuladora del folículo (HEF) y la hormona Luteinizante (HL), también conocidas como gonadotropinas (la ciencia y sus nombres, lo sé, no pasa nada, no tiene que memorizar ni va a examen).

Nuestra amiga la HL viaja hasta nuestros testículos para recordarles que tienen algo que hacer, de manera que esa hormona activa la producción de la testosterona. Alrededor del 95% de la testosterona se genera en los testículos, mientras que el 5% restante lo hace en las glándulas adrenales.

Nuestros testículos no pueden crear testosterona a partir del aire, así que necesitan generarla a partir de otra sustancia.

Esa otra sustancia es el colesterol.

¿Estoy insinuando que el *"enemigo público número 1"* es lo que necesitamos para hacer testosterona?

No estoy insinuando nada, lo digo con todas las letras y es algo que viene en cada texto de biología básica.

Y no sólo eso, si seguimos leyendo sobre esa biología básica el colesterol es una sustancia tan importante que se necesita para prácticamente todo y tiene una mala fama injustificada. Pero para el alcance de este texto, que sepamos que lo necesitamos para generar testosterona.

Bien, si todo el proceso sigue su curso natural y los niveles de hormona son demasiado altos, la pituitaria reduce la producción de LH y todo se regula. La HEF (la otra hormona que libera la pituitaria) también está relacionada de manera similar con el incremento y reducción de la producción de esperma.

Como vemos, nuestro cuerpo, bajo las condiciones normales y con un modo de vida para el que está hecho, es una máquina compleja y maravillosa. Bien, sigamos con una diferenciación muy importante.

Clases de Testosterona

Si se hace las pruebas y obtiene un número elevado de testosterona total eso tiende a ser una buena señal, pero no es el número más importante.

En nuestros cuerpos tenemos algo que se llama la *"Globulina fijadora de las hormonas sexuales"*, abreviada en inglés es la SHBG, que se fija a la testosterona y nos deja menos *"testosterona libre"*. La cuestión es que es esa testosterona libre la que tenemos realmente para nuestro *"uso androgénico"* (es decir, para hacer nuestras cosas de hombre,).

Lo que esto significa es que la testosterona total es importante, pero no es lo principal que nos interesa, **la testosterona libre lo es, porque es la que realmente podemos usar**.

Por si se hace los análisis, también se le llama testosterona *"biodisponible"* (es decir la testosterona libre, más la testosterona fijada a la albumina que puede ser fácilmente revertida y liberada).

Y ya está, por el momento vamos a dejar la biología y pasar a ver cuáles son los niveles normales de testosterona que podemos esperar según la edad.

5

Niveles normales de testosterona

Bien, esta es la pregunta del millón, ¿cuánta testosterona se considera "normal"?

Conforme varía la edad, también lo hace la testosterona, de hecho conforme transcurre el día nuestros niveles de testosterona varían mucho entre sí.

Por la mañana nuestros números son elevados, así que es importante que, si se hace pruebas comparativas, hágalas a horas similares del día, porque si no, no habrá manera de ver si hay progreso real o no.

La testosterona se suele medir en nanogramos por decilitro (o ng/dl), un nanogramo es 1/1,000,000,000 gramos.

Entre 250 ng/dl y 850 ng/dl puede ser considerado "normal" pero de acuerdo a Vermeulen[1], que realizó un importante estudio sobre testosterona total media y testosterona libre en hombres, los números normales son:

25-34 años: 617 ng/dl total. 12.3 libre.

35-44 años: 668 ng/dl total. 10.3 libre.

45-54 años: 606 ng/dl total. 9.1 libre.

55-64 años: 562 ng/dl total. 8.3 libre.

55-74 años: 524 ng/dl total. 6.9 libre.

75-84 años: 471 ng/dl total. 6.0 libre.

85-100 años: 376 ng/dl total. 5.4 libre.

Estando la desviación entre 170 y 213 aproximadamente.

Como vemos la edad es un factor importante en la disminución, pero últimamente están apareciendo datos que corroboran que, más que la edad, es el estilo de vida el que influye en los niveles, de modo que hombres mayores activos y sanos tenían niveles similares a otros más jóvenes, **lo que implica más poder para nosotros**.

Estudios referenciados en este capítulo

[1] Vermeulen, A. (1996). Declining Androgens with Age: An Overview. In Vermeulen, A. & Oddens, & B. J. (Eds.), Androgens and the Aging Male (pp. 3-14). New York: Parthenon Publishing.

6

Qué está destruyendo su testosterona

Antes de meternos en lo que aumenta la testosterona, **es más importante aún saber primero qué la disminuye**. Meter más sangre, sin parar la hemorragia que tengamos primero, es una muy mala estrategia.

La vida es bella y nosotros comenzamos con niveles saludables, somos adolescentes y nuestro cuerpo libera en esa época más testosterona de la que podamos gastar, pero sabemos que, tarde o temprano, cuando nos convertimos en hombres adultos, algo va a venir a fastidiarnos la fiesta.

Básicamente todo lo que daña el circuito involucrado en la creación de testosterona explicado antes puede dar lugar a deficiencias.

Por ejemplo cualquier daño en la glándula pituitaria o el hipotálamo (recuerde estos dos términos, sabrá por qué más adelante), también un daño en los testículos (como una mala cirugía o incluso un golpe fuerte entre las piernas), malformaciones glandulares, infecciones, tumores, quimioterapia o terapia de radiación...

Esos son los casos más extremos, pero hay otros mucho más comunes que son los que nos interesan aquí:

La edad es una causa, pero **la obesidad**[1] también lo es, y **la diabetes**[2] o **la hipertensión**[3] pueden jugar un rol muy importante (y obviamente no es bueno).

Estos tres estudios referenciados son sólo un ejemplo, pero hay muchísimos más que corroboran lo mismo.

Así que, como podemos ver, una testosterona baja puede ser producto de nuestro estilo de vida (pues esas enfermedades suelen ser causadas por dicho estilo de vida), pero espere, aún hay más.

Otro motivo son **los xenoestrógenos**, palabra rara para describir a una clase de estrógenos (la hormona "*femenina*") que son de carácter externo (es decir, no producidos por nuestro cuerpo) y que tienen efectos estrogénicos.

Esos xenoestrógenos vienen de compuestos industriales que usamos para casi todo en nuestras vidas, porque parece que los humanos no podemos hacer una cosa bien sin que tenga cien efectos adversos.

Desde desodorantes hasta insecticidas, pasando por plásticos o incluso condiciones ambientales en algunos casos extremos... Estamos bombardeados de xenoestrógenos, que son extraños que vienen a la fiesta sin invitación y, poco a poco, van alterando nuestro precioso equilibrio hormonal.

Todavía no se conocen todas las consecuencias, porque este es un territorio bastante inexplorado, pero puede apostar a que no va a ser bonito. Cada minuto somos menos hombres que nuestros ancestros gracias a la química extraña con la que estamos en contacto.

Otro factor extremadamente crítico que influye es la dieta.

Como veremos es clave, no sólo porque dietas desequilibradas provocan obesidad, diabetes, hipertensión, etc (que están relacionadas con baja testosterona) sino porque, en general, **lo que comemos tiene un profundo y enorme efecto en las hormonas que generamos.**

De hecho, como veremos, muchas de las recomendaciones "*sanas*" que nos hacen perjudican la producción de testosterona e incrementan la de estrógenos, lo cual no es demasiado bueno si planeamos seguir siendo un hombre en los años venideros.

Voy a parar con los motivos de reducción de testosterona porque no quiero estresarle demasiado y **el estrés ahoga la testosterona también**.

Mi meta con este libro es que por fin pueda dormir bien, porque para poner la guinda, **la falta de sueño de calidad diezma también nuestra testosterona**.

Como podemos ver, nuestra querida hormona está acorralada por todas partes

Así que vamos a contraatacar, en todos esos frentes.

Estudios referenciados en este capítulo

[1] S. Dhindsa, M. G. Miller, C. L McWhirter, D. E. Mager, H. Ghanim, A. Chaudhuri, P. Dandona. Testosterone concentrations in diabetic and non-diabetic obese men. Diabetes Care, 2010; DOI: 10.2337/dc09-1649

[2] Dhindsa, S. The Journal of Clinical Endocrinology & Metabolism, November 2004; vol 89: pp 5462-5468.

[3] Zoppi, F. R., et. al. (2002). Sexual activity and plasma testosterone levels in hypertensive males. American Journal of Hypertension, 15(3), 217-221.

7

El plan de ataque global para aumentar la testosterona

Es posible que haya leído esos artículos tontos de las revistas que dicen: *"el alimento que aumenta la testosterona"* o *"la baya que quema grasas y rejuvenece"*. **Como habrá adivinado (y experimentado en primera persona) eso no sirve de nada.**

Si comemos ese alimento o esa baya y el resto del tiempo nos atiborramos de comida basura y dulces, el efecto que pudieran tener (si es que de verdad lo tienen, que muchas veces es puro Marketing) **va a ser nulo.**

Esto es la vida real y nosotros queremos resultados reales, así que no hay balas mágicas y las cosas aisladas no sirven. Tenemos que ser adultos y responsables, no podemos esperar comportarnos como niños y esperar ser igual que guerreros.

Sólo funciona un cambio global en todos los sentidos principales que afectan a nuestra testosterona, porque lo que hagamos la mayor parte del tiempo será lo que produzca resultados reales y duraderos.

Como tantas cosas pueden influenciar la testosterona, muchas veces no podemos apuntar con el dedo a un único culpable de lo que nos pasa, porque suele ser la suma de muchas cosas sutiles.

Por eso nuestra contraofensiva debe ser global, tiene que ser un modo de vida, de manera que así los resultados sean tangibles y sostenibles a largo plazo.

No podemos controlarlo todo, e intentarlo sólo nos volverá locos, pero hay cosas que sí están en nuestra mano y van a tener impacto crítico, son estas:

- El estrés y el descanso.
- La dieta.
- El estilo de vida que llevemos.
- La mentalidad (en serio, influye mucho y veremos los estudios que lo demuestran).

En realidad, todas esas cosas tienen que ver con nuestro estilo de vida, pero el descanso, la dieta, etc, son tan importantes por sí solos que merecen una atención especial.

Vamos a introducir cambios en esos cuatro componentes y vamos a detallar, estudio en mano. lo que funciona de verdad en cada uno.

8

Frente de ataque 1. Estrés y descanso

¿Recuerda a nuestro amigo el cortisol? Era una de las hormonas de las que hablamos al principio.

Cuando estamos estresados nuestro cuerpo lo genera en las glándulas adrenales a fin de hacer frente a los malos tiempos.

Cuando el cortisol sube, debido a una situación de estrés, la testosterona se reduce, y cuando la situación vuelve a la normalidad nuestros niveles hormonales hacen lo mismo.

Nuestro cuerpo es sabio, si estamos huyendo de un depredador o preparándonos para la batalla, es probable que acostarnos con esa persona que nos gusta sea algo que debería pasar a segundo plano hasta que pase la crisis.

Pero cuando nos subimos al árbol y el león se marcha aburrido de esperar, o volvemos victoriosos del campo de batalla, el cortisol deja de ocupar los focos y ahí viene nuestra querida testosterona de nuevo. Nuestro cuerpo sabe que hemos de volver a la normalidad, porque el peligro ha pasado.

Sin embargo ya sabemos cómo es la vida moderna, los leones ya no nos interrumpen tanto como antes mientras estamos sentados en el baño con el periódico, pero nuestros trabajos no nos satisfacen, nuestros jefes son insufribles, los otros conductores unos imbéciles y somos bombardeados (es decir, lavados nuestros cerebros) con "*información*" depresiva en cada telediario. Además la economía siempre da asco y vivimos con prisa.

Y eso nos pasa constantemente.

Todo el mundo está estresado todo el tiempo. ¿Y qué significa eso?

Que los niveles de cortisol están altos mucho más tiempo del que deberían, **lo que significa que nuestra testosterona está reducida cuando estamos estresados o agotados mentalmente.**

Hemos evolucionado para episodios breves e intensos de estrés (ese león que aparece de repente y del que hay que huir o luchar), pero no para un nivel constante, aunque sea a un nivel más bajo que cuando aparece el león, pero al ser tan extendido en el tiempo no permite que nos relajemos y va haciendo un daño acumulativo.

Cuando peleamos o hacemos un esfuerzo importante el cortisol y la testosterona se generan a la vez, pero en general son hormonas antagonistas, si la primera está elevada todo el tiempo, la segunda pasa a segundo plano.

Así que nuestra nueva tarea dentro de nuestro nuevo estilo de vida es reducir el cortisol. **Y eso significa relajarnos.**

Dentro de esa relajación incluyo tener **un sueño óptimo, algo tan importante para nuestra testosterona** que le vamos a dedicar el siguiente capítulo entero.

Reducir el estrés es más fácil de decir que de hacer, lo sé, pero practicar un deporte que nos guste de verdad, tener hobbies, una vida más allá del trabajo, meditar, hacer yoga o lo que sea que funcione para nosotros es un imperativo si queremos más niveles de hormona.

Para mí eso implica una actividad física (en mi caso me gustan las artes marciales y deportes de contacto), meditar y asegurarme de que salgo al mundo exterior, hablando con otros humanos más allá del trabajo.

No se puede ni imaginar el cambio desde que me dediqué a sentarme a meditar 10 minutos por la mañana y diez minutos al final de la tarde. Y sí, yo era un incrédulo total que miraba con desconfianza esas cosas.

No soy un experto en meditación, así que no voy a dar pautas ni soy especialmente religioso, pero no hace falta.

Numerosos estudios han demostrado que la meditación *"mindfulness"* [1] mejora el estrés, la relajación y el estado de ánimo. Es muy fácil de practicar y no tiene que ver con chakras, religión, ni cosas así.

Haga una búsqueda por Internet, siéntese diez minutos como yo por la mañana y por la tarde y vea cómo su vida cambia.

Sé que puede ser receloso, pues yo lo era, pero haga lo mismo que hice yo, **pruebe durante un mes con mente abierta, si no le convence, lo deja.** Pero ya le digo que le convencerá, si perservera un mes sin hacer trampas, verá que ya no quiere volver atrás. Y son diez minutos, no puede ser más fácil.

Añadido a eso, ¿cuándo fue la última vez que desconectó y disfrutó?

Yo era culpable de todo eso: incapaz de delegar y siempre con cosas importantes en la cabeza, de modo que los ratos de descanso en realidad los usaba para dar más vueltas a temas que creía "*importantes*" y a tener un "*descanso culpable*" en el que no desconectas.

Cuando empecé a hacer hueco para desconectar, moverme, hacer ejercicio y para charlar con amigos, me di cuenta de que el mundo seguía girando aunque yo no estuviera estresado haciendo más cosas. Pensaba que se hundiría sin mí, pero no. El mundo siguió y siguió bien.

Y mi vida cambió.

Esta es la parte más personal, sé que no voy a poder convencerle (si no lo piensa ya por usted mismo) que relajarse es importante, por eso no me voy a detener mucho antes de seguir con los fríos números y estudios, pero es la realidad.

Si quiere una testosterona alta, habrá de relajarse y empezar a disfrutar de momentos de desconexión total.

¿Ha visto al león en la sabana? Es el rey y cuando el rey no pelea, se reproduce, come y se relaja al sol, sin que parezca tener una preocupación en el mundo. Le aseguro que ese león no tiene problemas de testosterona.

Apague la tele

Una *"dieta de información"* es una de las mejores decisiones que he tomado en mi vida. Ya no veo noticias y apenas leo periódicos (si algo importante ocurre, tranquilo que se enterará, no se preocupe por eso).

Sé que algunas situaciones no son fáciles, personalmente soy algo obsesivo y cuando empecé a saber más sobre este tema de la relajación me preocupé más, me estresaba mi incapacidad de desestresarme.

Pero al final apagué la tele, quedé más con amigos, salí a dar paseos y empecé a meditar. Al principio no noté mucho, pero perseveré ese mes de prueba y en muy poco tiempo todo cambió y no eché de menos las *"noticias"*.

Si está estresado es hora de hacer un cambio radical **AHORA**, la última vez que lo comprobé sólo teníamos una vida para disfrutar.

Y dicho esto, ya no me meto más en su situación vital, vamos con lo que puede hacer esta noche para levantarse mañana mismo con una testosterona más elevada.

Estudios referenciados en este capítulo

[1] Impact of mindfulness-based stress reduction (MBSR) on sleep, mood, stress and fatigue symptoms in cancer outpatients. Linda E. Carlson and Sheila N. Garland

8.1

Cómo optimizar el sueño

Obtener un sueño reparador es crítico para nuestra testosterona, porque principalmente la generamos por la noche.

Si sufrimos de deprivación de sueño, la siguiente tarde nuestro cortisol se elevará[1]. Esos niveles pueden incrementarse entre un 37% (deprivación parcial de sueño) y un 45% (deprivación total).

Y ya sabe lo que pasa con la producción de testosterona cuando eso ocurre.

En un estudio con reclutas noruegos[1] sometieron a los pobres muchachos a una dieta baja en calorías, tenían que hacer ejercicio físico duro y, además de eso, se les privó de sueño muy duramente (se les permitía dormir de 1 a 3 horas).

Como veremos hubo otro estudio similar y ya comprobaremos la importancia de las calorías y el ejercicio, pero baste decir que cuando se añadió la privación del sueño a todo eso, los resultados en cuanto a descenso de testosterona fueron mucho mayores que cuando hacían todo ese esfuerzo comiendo tan poquito, pero durmiendo más.

Entre un 60% y un 80% de la testosterona dijo adiós muy buenas durante aquel infierno de "*entrenamiento*".

Y eso no sólo se debe a que los altos niveles de cortisol interactúan con la testosterona, sino porque la testosterona se fabrica mientras dormimos, de hecho *"picos de producción de testosterona ocurren en conjunción con adyacentes a periodos de sueño REM"*[3].

Para explicar esto mejor, cito otro trabajo de investigación:

"El sueño fragmentado da como resultado un significativo retraso en la elevación de la testosterona [...] Durante el sueño fragmentado, la elevación de testosterona nocturna fue observada sólo en los sujetos que mostraban episodios de sueño REM. El dormir fragmentado distorsionaba el ritmo de la testosterona con una considerable atenuación de la elevación nocturna sólo en sujetos que no mostraban sueño REM"[4].

Así que si se despierta frecuentemente por la noche (por el estrés o la apnea por ejemplo), no puede dormir profundamente o no le da tiempo a su cuerpo para que entre en la fase REM, no sólo el cortisol sale a jugar al campo, sino que **la esencia misma del mecanismo de fabricación de la testosterona se altera.**

Y para empeorar las cosas, la falta de buen sueño es un factor para la resistencia a la insulina[5] y para la diabetes, otros dos de los supervillanos en nuestra película sobre testosterona.

De hecho, dormir mal es un factor de riesgo en el sobrepeso y el síndrome metabólico[6], porque no sólo afecta el metabolismo de la glucosa, sino que también altera el apetito y el gasto de energía, y no de una manera positiva.

Así que sí, si dormimos bien, adelgazamos más.

No se tome esto a la ligera, porque apenas una noche de privación parcial de sueño induce a resistencia a la insulina incluso en personas sanas[7].

Optimizando nuestro sueño para generar más testosterona

Vale, ya sabemos que dormir suficiente y de manera profunda es un factor que lo cambia todo en la producción de testosterona, así que, ¿cómo podemos hacerlo?

Bueno, una de las claves es la vida que llevemos en general.

Si odiamos nuestro trabajo, vivimos estresados, no tenemos la conciencia tranquila o nos preocupamos demasiado por cosas que no son importantes (las reconocerá porque son las que no le importarán cuando esté en su lecho de muerte, lo cual abarca casi todo lo que nos rodea), no tendremos noches reparadoras consistentemente.

No importa lo bien que dominemos las técnicas que vamos a ver, tenemos que ser capaces de dormir con la conciencia tranquila.

Si arreglamos nuestro estilo de vida y lo llenamos de días que nos satisfagan un poco más, **algunos de nuestros problemas de sueño desaparecerán por sí solos**, pero para dominar más el arte le presento a un nuevo amigo alemán: *Zeitgeber*.

Zeitgeber significa *"dador de tiempo"* o *"sincronizador"* y es cualquier pista externa que sincroniza con nuestro reloj interno.

Dicho reloj interno circula con las 24 horas naturales del ciclo día - noche en sus fases de luz y oscuridad.

Tranquilo, que es muy fácil.

Un zeitgeber es cualquier cosa que influencie a nuestro reloj interno. El zeitgeber más poderoso que se conoce es la luz, por supuesto. Observe a los animales en su entorno natural, la luz (o la falta de ella) es el principal influenciador de sus ciclos de sueño y actividad.

Otros zeitgebers son la comida, las interacciones sociales o la temperatura (esas noches de calor insoportable).

La cuestión es que, de la misma manera que una noche calurosa no nos deja dormir, podemos usar esos zeitgebers para nuestra ventaja.

Algunas de las recomendaciones clásicas son ciertas:

- Nada de cafeína.
- Nada de grandes comidas antes de dormir.
- Total oscuridad en la habitación.

- Buena temperatura en la misma.

- No nos activemos haciendo cosas intensas o estresantes antes de ir a la cama (ese es otro zeitgeber, o pista, que le dice a nuestro cuerpo que necesita estar despierto).

- Tomar esa infusión relajante.

- Usar sólo la cama para dormir y para el sexo.

- Que sea una cama cómoda.

Técnicas concretas que le ayudarán a dormir profundamente

Personalmente no tengo muchos problemas en el departamento del sueño, pero aparte de asegurarme de lo de arriba, éstas son las mejores optimizaciones que me dan un buen sueño reparador.

1.- Ir a dormir y despertarme a la misma hora cada día.

Uno de los puntos para que esto sea efectivo es hacerlo también los fines de semana.

Sé que no es fácil si tiene vida social y esas cosas, pero procuremos intentarlo los más días posibles.

Comer a la misma hora durante el día es importante también, le está dando a su cuerpo zeitgebers (pistas) con la comida, de modo que si retrasa la cena, su cuerpo sigue la pista y puede retrasar el sueño.

2.- Preparar mi lista de tareas el día de antes.

Yo tenía un hábito muy improductivo, anotaba todas mis tareas del día al llegar al trabajo por la mañana.

Despertaba y, cuando estaba en el baño, pensaba sobre lo que tenía que hacer,. Igualmente, cuando terminaba por las tardes, muchas veces llegaba a casa y tenía la cabeza en lo que tenía que hacer mañana y que no se me olvidara tal o cual cosa.

Ese es un hábito terrible porque no "*vacía*" la mente y se gasta bastante fuerza mental en recordar, cuando es mucho mejor darles cierre **anotándolas al final de la jornada de trabajo en un papel, agenda o lo que use.**

Vaciar mi cabeza y anotar todo permitía liberarme de la presión de recordar. Así descansaba y no tenía pensamientos importantes rondando por ahí.

Haga de anotar las tareas del día siguiente la última cosa que realice en su jornada de trabajo.

3.- Meditar.

Cuando tenía problemas para dormir meditaba, tumbado en mi cama. Poco después solía dormirme y tenía noches muy reparadoras (muchas veces caía dormido antes de finalizar mi meditación).

Aún lo hago cuando no me quedo dormido rápidamente y hay ciencia que avala esta técnica.

Los pacientes de cáncer, que tienen problemas de sueño como efecto colateral de los tratamientos, reducían significativamente sus problemas para dormir con la meditación "*Mindfulness*" o de atención plena que hemos hablado antes[8], el yoga ayudaba a insomnes crónicos[9] y mezclar meditación de atención plena con terapia cognitivo-conductual también ha dado buenos resultados[10].

La meditación reduce la excitación y mejora el sueño, está científicamente probada y se lo puedo asegurar personalmente.

4.- Un pequeño snack antes de irse a la cama.

Tim Ferriss comenta esta técnica en su web. Comer entre 150-250 calorías de un alimento con bajo índice glucémico (alimentos que tendrá en casa si sigue la dieta que veremos, como unas mandarinas o unas nueces) pueden ayudar con la fatiga matinal o el dolor de cabeza debido a un sueño pobre.

Esos síntomas pueden venir por un nivel bajo de azúcar en la sangre debido al ayuno nocturno. Personalmente no lo he experimentado, pero he oído que da buenos resultados a quien lo padece.

Si es su caso, pruébelo

5.- Olvídese de aparatos electrónicos antes de irse a dormir.

Personalmente, esto ha marcado una enorme diferencia. A partir de cierta hora, adiós al móvil, la tablet y el ordenador. La luz que generan es otra pista que nuestro cuerpo capta e inhibe la hormona del sueño (melatonina).

Me voy a la cama y me relajo, leo algún libro de ficción... Pero nada de tecnología y, dentro de la habitación, nada de aparatos eléctricos enchufados. Personalmente sólo tengo el móvil, porque lo uso de alarma, pero está en modo avión, de modo que es un ladrillo que no transmite ni recibe señal alguna.

Estudios referenciados en este capítulo

[1] Sleep loss results in an elevation of cortisol levels the next evening.

Leproult, Rachel; Copinschi, Georges; Buxton, Orfeu; Van Cauter, Eve

Sleep: Journal of Sleep Research & Sleep Medicine, Vol 20(10), Oct 1997, 865-870.

[2] Androgenic hormones during prolonged physical stress, sleep, and energy deficiency. PK Opstad . Norwegian Defence Research Establishment, Division for Environmental Toxicology, Kjeller.

[3] Concentrations of plasma testosterone in normal men during sleep. Evans, J. L.; MacLean, A. W.; Ismail, A. A.; Love, D. Nature, Vol 229(5282), Jan 1971, 261-262. doi: 10.1038/229261a0

[4] Disruption of the Nocturnal Testosterone Rhythm by Sleep Fragmentation in Normal Men. Rafael Luboshitzky, Ziva Zabari, Zilla Shen-Orr, Paula Herer and Peretz Lavie

[5] Sleep loss: a novel risk factor for insulin resistance and Type 2 diabetes

Karine Spiegel, Kristen Knutson, Rachel Leproult, Esra Tasali, and Eve Van Cauter2

[6] The metabolic consequences of sleep deprivation. Kristen L. Knutsona, Karine Spiegelb, Plamen Peneva, Eve Van Cautera

[7] A single night of partial sleep deprivation induces insulin resistance in multiple metabolic pathways in healthy subjects. Donga E, van Dijk M, van Dijk JG, Biermasz NR, Lammers GJ, van Kralingen KW, Corssmit EP, Romijn JA.

[8] Impact of mindfulness-based stress reduction (MBSR) on sleep, mood, stress and fatigue symptoms in cancer outpatients. Linda E. Carlson and Sheila N. Garland

[9] Treatment of Chronic Insomnia with Yoga: A Preliminary Study with Sleep–Wake Diaries. Sat Bir S. Khalsa

[10] Combining Mindfulness Meditation with Cognitive-Behavior Therapy for Insomnia: A Treatment-Development Study. Jason C. Onga, Shauna L. Shapirob and Rachel Manberc

9

Frente de ataque 2. La dieta

Visto el tema del descanso y el estrés, es hora de hablar del otro gran tema que va a influir en la testosterona, lo que comemos.

No se asuste, no se le van a poner dietas de contar calorías ni tablas estrictas con alimentos prohibidos.

Básicamente, si uno come alimentos naturales y deja de ingerir basura, el estado hormonal se reequilibra, cosa que es francamente difícil con una dieta actual llena de alimentos procesados, azúcar por todas partes y comida basura.

Es hora de recuperar lo que tendríamos que comer naturalmente para recuperar la testosterona, así que veamos con detalle qué dicen los estudios al respecto.

9.1

Eliminando el constante exceso de azúcar

Siguiendo con la estrategia de detener primero el sangrado, empezaremos por lo que debemos dejar de hacer, pues es algo que podemos poner en marcha hoy mismo.

Lo primero es darle la patada al tremendo exceso de azúcar que tiene nuestra dieta actual.

Esto en la práctica se resume en: reduzca los hidratos de carbono que está ingiriendo. Eso significa pastas, pizzas, pan, cereales, refrescos, dulces, postres...

No estoy hablando de adoptar necesariamente una dieta estilo Atkins y muy baja en carbohidratos, estoy diciendo que, hoy día, juntando todo lo que comemos, **la cantidad de azúcar que ingerimos en todas sus formas es increíble y eso afecta a nuestra testosterona.**

Si vive en una sociedad relativamente moderna la probabilidad de que esté tomando demasiados carbohidratos es enorme, especialmente de los que vienen de alimentos industriales hechos con toneladas (y toneladas) de azúcar.

Cuando ingerimos azúcar o alguna clase de carbohidrato, nuestra insulina se eleva (más azúcar = más insulina). Y **si la insulina es elevada, la testosterona se reduce**[1]. Ese proceso ocurre aunque sea un veinteañero vigoroso.

El el 91° Congreso Anual de la Sociedad Endocrinológica en Washington, D.C. presentaron resultados que concluían que, no importa lo sano que estuviera, **ingerir azúcar disminuye la testosterona**... y mucho. Estamos hablando del orden del 25%, lo cual es peor que añadir 20 años a su edad (recuerde la tabla que vimos en su momento)

¿Cómo es eso posible?

¿Recuerda que cuando nuestros cuerpos necesitan una de las hormonas de las que hablamos aquí, tienden a "*cerrar*" la producción de las otras?

Bien, pues cuando nos comemos ese postre que se llama "*Muerte por tres chocolates*", tenemos una tonelada de azúcar corriendo por ahí y nuestro cuerpo necesita hacerse cargo de ella, de modo que el páncreas genera insulina para gestionar esa azúcar y eso se vuelve una prioridad.

Si es un atleta profesional y acaba de completar sus dos horas de entrenamiento intenso, su cuerpo usará el azúcar para restaurar el glucógeno en los músculos y en el hígado. Pero en cualquier otra situación (99% de las situaciones para nosotros, simples mortales) nuestras reservas de glucógeno están llenas (porque, afrontémoslo, no se quema mucha energía jugando al Call of Duty) así que nuestro cuerpo no puede procesar todo el azúcar. En ese caso la orden que se da es: "*almacenemos toda esa azúcar como grasa*".

Sí, **el azúcar se almacena como grasa corporal**.

Así que podemos unir los puntos de lo que pasa hoy día: uno puede comer una de esas tontas dietas "*bajas en grasa*" y llenas de alimentos que saben a cartón, o comer sólo productos "*dietéticos*" (que son principalmente carbohidratos, pero ¡hey, 0% de grasa!) y sigue almacenando grasa de peor manera que si se come unas costillas de cerdo, porque, básicamente, cuando disparamos la insulina nuestro cuerpo entra en una fase de "*almacenar grasa*".

Las hormonas responsables de quemar grasa son también sensibles a la insulina, de manera que cuando ésta surge porque es necesaria, nuestros aliados "*quema-grasa*" no se encuentran activos.

Y sí, esta parte no nos la cuentan cuando nos venden esos horribles alimentos "*bajos en grasa*".

Pero volviendo al tema principal aquí, la cuestión es que si nuestro cuerpo necesita liberar montones de insulina (porque le metemos montones de azúcar / carbohidratos), la testosterona no aparece por ningún lado.

Pero, si mantenemos nuestra insulina bajo control, no atiborrándonos a todas horas con dulces y carbohidratos, nuestra testosterona (y nuestros esfuerzos por perder grasa) no sufrirán tanto.

Cómo este proceso se vuelve peor con el tiempo

Si echamos un vistazo a cómo comemos hoy día, éste es un problema mayor del que pensamos, porque, con el tiempo, con demasiada azúcar constante **uno puede generar resistencia a la insulina**, una condición en la cual tanta insulina ha sido liberada (debido a la constante ingestión de azúcar) que ya no hace su efecto.

La hormona no puede hacer su trabajo, de la misma manera que cuando se usa cualquier cosa demasiado, su efecto desaparece con el tiempo. Como podemos imaginar, **la condición de resistencia a la insulina está relacionada con una baja testosterona**[2].

El siguiente paso a eso puede ser diabetes, y ya vimos al principio, cómo de mala era para la testosterona y para la vida en general.

No tiene gracia, lo sé, especialmente cuando nos bombardean con mensajes sobre cómo una "*dieta sana*" significa comer hidratos de carbono y dejar de comer grasa.

Mirando cómo cada vez hay más diabéticos y prediabéticos más jóvenes, así como la obesidad hoy día, no es difícil ver que algo no está bien. Y además se nos castra en ese proceso.

Reducir el azúcar (que por cierto es probablemente adictiva[3]) y otros carbohidratos puede ser duro, especialmente si son el fundamento actual de nuestra dieta.

No estoy diciendo que se tenga que convertir en el mayor enemigo de los carbohidratos, pero algunos alimentos deben marcharse, como por ejemplo todo pastel, snack, aperitivo o postre industrial y cualquier cosa hecha con harina refinada. La primera regla debería ser:

Si viene en una caja o en una bolsa, es un sospechoso habitual.

Adiós a Doritos, donuts, patatas fritas industriales, pan, pasteles, cereales de desayuno hasta arriba de azúcar, aperitivos, postres, dulces, bollos…

Esos alimentos crean picos de insulina tan elevados que hacen un agujero en el techo.

Puede comer alguno de vez en cuando, pero, si se fija, lo que ocurre hoy es que no hacemos más que comer eso todo el día, durante todos los días.

El proceso de tener picos de insulina porque ingerimos azúcar es normal y **una** tarta no nos matará, al contrario, puede ser incluso positiva en algunos casos. **Lo que no es normal es tener trabajando ese mecanismo todo el tiempo y tenerlo desgastado para cuando cumplimos cuarenta.**

Ese es un primer paso, imprescindible y necesario, después es posible que quiera saber más e ir eliminando todo grano, pan, pasta y cualquier cosa derivada de cereales en su dieta, pero eso ya es una elección más personal si es que quiere profundizar en el tema.

La cuestión primordial de momento es, no provoque constantes picos de insulina durante todo su día si quiere tener testosterona.

Siempre miramos a las calorías, pero miramos al culpable equivocado. Todo alimento tiene lo que se llama un índice glucémico (IG), si es elevado significa que al comer ese alimento nuestra insulina saldrá a la pista de baile (apartando a codazos a la testosterona y a nuestras hormonas quemadoras de grasa en el proceso). Un valor de 100 se le asigna al azúcar y todos los alimentos son clasificados con respecto a ese nivel de 100.

Puede buscar el IG de los alimentos en Internet y mantenerlo bajo en la dieta, el IG no es el recursos definitivo, pero es un buen punto de partida en nuestros esfuerzos por la testosterona.

Estudios referenciados en este capítulo

[1] Interrelation between plasma testosterone and plasma insulin in healthy adult men: the Telecom Study

D. Simon, P. Preziosi, E. Barrett-Connor, M. Roger, M. Saint-Paul, K. Nahoul and L. Papoz

[2] Increasing Insulin Resistance Is Associated with a Decrease in Leydig Cell Testosterone Secretion in Men

Nelly Pitteloud, Megan Hardin, Andrew A. Dwyer, Elena Valassi, Maria Yialamas, Dariush Elahi and Frances J. Hayes

[3] Evidence for sugar addiction: Behavioral and neurochemical effects of intermittent, excessive sugar intake.

Neuroscience & Biobehavioral Reviews

Volume 32, Issue 1, 2008, Pages 20-39

Nicole M. Avenaa, Pedro Radaa and Bartley G. Hoebel

Department of Psychology, Princeton University, Princeton, NJ 08540, USA

9.2

Eliminando estrógenos

Vamos a ver dos acciones muy simples que pueden darnos muy buenos resultados en nuestros esfuerzos por una dieta que optimice la testosterona.

Los estrógenos son las hormonas *"femeninas"* y nosotros, los varones, las tenemos también. De hecho son necesarias para algunas funciones cerebrales, así que los hombres creamos estrógenos a partir de la testosterona mediante la enzima aromatasa.

Pero creamos sólo un poquito, de manera que el ratio testosterona / estrógenos es más o menos de 50:1. Si tenemos uno más reducido, porque los estrógenos crecen demasiado, ya no nos sentimos tan bien.

Es importante saber que los estrógenos no son necesariamente los malos de la película, casi nada de lo que vemos aquí lo es (excepto algunas sustancias artificiales que nombraremos y que, como ya estará adivinando, le ponen a muchas cosas que comemos). Todo tiene su papel y lo que queremos es un buen equilibrio, de manera que nos vamos a asegurar de que mantenemos dicho equilibrio en cuanto a niveles de estrógeno.

Habremos de tener el mínimo necesario (pero no más) y deben ser de la clase adecuada de estrógenos.

Para ello nuestras dos armas van a ser el brócoli (o brécol) y el zinc.

El brécol

Sí lo sé, ya es un hombre adulto, de hecho probablemente se volvió adulto sólo por escapar del brécol o brócoli y ahora vengo yo a decirle que vuelva a sus brazos.

Pero es lo mejor si quiere seguir siendo ese hombre adulto.

O también puede probar la col, las coles de bruselas o la coliflor, en mi opinión huelen incluso peor cuando las cocinas...

La cuestión es que los vegetales crucíferos (como el brócoli y sus amigos de aquí arriba) son ricos en indole-3-carbinol (I3C), un fito-químico conocido por convertir los "*malos*" estrógenos (que clausuran la producción de nuestra querida testosterona) en "*buenos*", de manera que comerlos ayuda a restaurar su producción, mejorando el equilibrio hormonal[1].

Lea el estudio y vea cómo los "malos estrógenos" se reducían a la mitad cuando siete hombres adultos tomaban 500 miligramos de I3C al día durante una semana.

Los vegetales crucíferos son tan sanos que te das cuenta de que la vida tiene un sarcástico sentido del humor, porque pone las mejores cosas al lado de los peores sabores (y viceversa).

Ah, por cierto, también son ricos en zinc (el otro arma anti-estrógenos que vamos a ver), de manera que matamos dos pájaros de un tiro.

Puede echar un vistazo en Internet para ver cuáles son los vegetales crucíferos. Mi elección principal es la rúcula, vegetal muy usado últimamente en ensaladas (eso, aceite de oliva, tomates cherry o incluso fresas y vinagre balsámico de Módena y le aseguro que esa ensalada sabe a gloria y mejora la testosterona).

También consumo brócoli (nunca lo hice de pequeño, la col era el instrumento de tortura entonces), y lo hago crudo porque no lo soporto cocinado, en trozos muy pequeños y mezclado con huevos revueltos, atún, o algo que disimule el sabor. Y no es tan malo.

Elija el vegetal crucífero que más le guste y vuelva a comprarlo (y cómalo, claro, no le va a hacer nada en la nevera), si no lo soporta mézclelo con otras cosas, pero consúmalo.

El zinc

El otro aliado en la batalla contra demasiados estrógenos es el zinc.

El zinc inhibe la aromatasa, la enzima que convierte testosterona en estrógenos, de manera que una dieta rica en zinc mantendrá a los estrógenos a raya, mientras que una dieta deficiente en zinc va a coger nuestros niveles de testosterona y ponerlos a la altura del barro[2].

El zinc es un componente importante para los hombres, de manera que nuestra dieta debe contenerlo en abundancia, eso significa: carne, ostras, marisco, cacahuetes y chocolate negro (sí, chocolate, pero tiene que ser tan puro como pueda, no diluido con azúcar y grasas trans como están muchos, ¿mi elección? 85% de cacao y porque no he encontrado de más o tiene un precio prohibitivo).

También puede tomar algún suplemento de zinc, porque muchas dietas de hoy son deficientes en este mineral, afortunadamente el zinc es barato pero, y este es un gran "pero", **no tome demasiado**, como siempre el equilibrio es la clave, de manera que tomarse pastillas de zinc como caramelos no es la solución, siga siempre consejo médico cuando tome suplementos.

Estudios referenciados en este capítulo

[1] Induction of Estradiol Metabolism by Dietary Indole-3-carbinol in Humans, JNCI J Natl Cancer Inst (1990) 82 (11): 947-949. doi: 10.1093/jnci/82.11.947. Jon J. Michnovicz and H. Leon Bradlow

[2] Effects of dietary zinc depletion on seminal volume and zinc loss, serum testosterone concentrations, and sperm morphology in young men

CD Hunt, PE Johnson, J Herbel and LK Mullen . United States Department of Agriculture, Agricultural

Research Service, Grand Forks Human Nutrition
Research Center, ND 58202.

9.3

Eliminando las grasas "trans"

Otro cambio en la dieta que debemos adoptar es eliminar, COMPLETAMENTE, las grasas "trans", también conocidas como grasas parcialmente hidrogenadas.

Ojo, esto no tiene nada que ver con eliminar otro tipo de grasas naturales, especialmente animales como veremos más adelante, pero este engendro hay que erradicarlo.

¿Recuerda cuando dijimos que normalmente ninguna sustancia es el malo de la película y que lo importante es el equilibrio?

Bueno, esta es una de las excepciones, **las grasas "trans" son pura maldad y la dosis recomendada es 0%.**

Recientemente ha habido amplias recomendaciones al respecto (no me pregunte cómo, pero por una vez los consejos dietéticos habituales son correctos) de manera que no tendremos demasiado problema en evitarlas (ya que están en declive) pero muchísimas cosas siguen teniéndolas como ingrediente.

Para aquellos que no sepan qué son las grasas "trans", se fabrican mediante un proceso químico llamado hidrogenación parcial.

El aceite vegetal no queda nada bien cuando lo añadimos a ciertos alimentos (imagine sus galletas goteando una especie de líquido grasiento proveniente de una planta cuando las saca de la caja), así que la industria alimentaria empezó a poner hidrógeno con esa grasa vegetal, lo cual parecía una genial idea porque, de esa manera, las grasas vegetales se vuelven sólidas (estilo mantequilla).

Los fabricantes de comida se frotaron las manos porque podía ser usada como margarina, por ejemplo, y además en un montón de procesos industriales, porque es cremosa, se funde a alta temperatura, tiene una textura suave... De esa manera las galletas vuelven a saber deliciosamente grasientas sin gotear.

Por alguna razón asumimos que lo vegetal es igual a sano siempre (gran error, por cierto) y hubo un tiempo donde la margarina se recomendaba como "sana" porque venía de los vegetales (y de un maravilloso proceso industrial que implicaba hidrógeno, pero ese es otro de esos pequeños detalles que se guardaban) mientras que la buena y vieja mantequilla se volvió "mala" porque venía de un animal (horror).

Pero he aquí la cuestión, las grasas "trans" son realmente horribles, habiéndose relacionado con cáncer[1], presión sanguínea elevada y algunos aceites vegetales hidrogenados han sido relacionados directamente con la reducción de testosterona[2].

Esas grasas, al contrario que las grasas naturales animales, son una extraña creación moderna y nuestros cuerpos no están preparados ni evolucionados para hacer algo positivo con ellas, de manera que arman un enorme lío cuando entran en el cuerpo.

Investigue por su cuenta más allá de los estudios mencionados y lo verá.

Así pues.

Regla número 1: elimine la comida basura para siempre.

Regla número 2: lea las etiquetas de lo que compra.

Puede encontrar grasas "trans" en pasteles, patatas fritas (dependiendo del aceite en que se frían, pero casi siempre será en aceite vegetal barato, así que mala suerte), donuts y bollos similares, galletas, margarina, pollo frito, crackers y en general en mucho alimento industrial procesado.

Si seguimos la recomendación básica que hicimos y no comemos nada que venga en una caja o una bolsa (porque vamos a comer alimentos de verdad como veremos), estamos relativamente a salvo.

Por otro lado deberemos ser inteligentes cuando comamos fuera, especialmente en restaurantes de comida rápida, pero en general también buscaremos en las etiquetas palabras como hidrogenada o parcialmente hidrogenada, si las vemos dejamos el alimento mutante en su estantería y nos alejamos lentamente de él sin darle la espalda.

Con el tiempo supongo que desaparecerán, pero tampoco apostaría mi casa en ello, así que ojo.

Estudios referenciados en este capítulo

[1] Lisa C. Vinikoor, Jane C. Schroeder, Robert C. Millikan, Jessie A. Satia, Christopher F. Martin, Joseph Ibrahim, Joseph A. Galanko, and Robert S. Sandler

Consumption of trans-Fatty Acid and Its Association with Colorectal Adenomas

Am. J. Epidemiol. (2008) 168(3): 289-297 doi: 10.1093/aje/kwn13

[2] J Toxicol Sci. 2010;35(5):743-7.

Testosterone-lowering activity of canola and hydrogenated soybean oil in the stroke-prone spontaneously hypertensive rat.

Okuyama H, Ohara N, Tatematsu K, Fuma S, Nonogaki T, Yamada K, Ichikawa Y, Miyazawa D, Yasui Y, Honma S.

9.4

La dieta de la testosterona

Ya hemos visto qué eliminar de la dieta y ahora vienen las buenas noticias, la dieta de la testosterona no es una dieta en el sentido de estar contando calorías o restringiendo alimentos.

Es muy sencilla y se basa, principalmente, **en comer y cocinar comida de verdad, en vez de cosas procesadas que vienen en cajas, bolsas y recipientes para microondas.**

Dentro de eso, como veremos, podremos comer infinidad de opciones cocinadas de todas las maneras que queramos.

Cuando empecé a preocuparme por la nutrición encontraba todo confuso y contradictorio (y como descubrí luego, totalmente erróneo en cuanto a algunos temas críticos). Si lees suficientes libros sobre dietética, éstos acaban diciéndote una cosa y la contraria.

Afortunadamente los cambios necesarios para optimizar la testosterona son fáciles y naturales, eso permite tener éxito con ellos. Y no sólo no interferirán con otros objetivos que tenga con su dieta (como estar sano y estar en forma), al contrario, tras un tiempo tendrá los mejores análisis que recuerde.

Y sin contar calorías o hacer listas de extraños alimentos. Este es un estilo de vida rico en alimentos de verdad y cosas deliciosas.

Una vez comienzas con él, sabes que ya no tendrás que preocuparte más por el tema de dietas o engordar, lo cual es muy liberador.

Las premisas básicas de la dieta que aumenta la testosterona

1.- Reduzcamos el azúcar y los carbohidratos para reducir los constantes picos de insulina en los que vivimos hoy día.

Harinas refinadas y todo lo que se haga con ellas, así como cualquier "snack" industrial están fuera, si viene en una caja o una bolsa no es una buena señal.

2.- Evitemos la comida rápida, cualquier cosa frita o muy frita, además de grasas "trans".

Hasta que desaparezcan evitémoslas como la peste y los rebozados y fritos se reducen todo lo que pueda.

3.- Minimicemos los alimentos procesados

Suelen tener exceso de azúcar y aditivos extraños que interfieren con la producción normal de testosterona. Estamos hechos para comer comida de verdad.

Obviamente hoy día es imposible librarse de comer aditivos al 100%, pero es que no es necesario el 100% para obtener resultados, si la mayor parte del tiempo los evitamos y hacemos de ellos la excepción inevitable en contadas ocasiones, veremos resultados.

4.- Todos los vegetales que quiera. Cuanta más variedad, mejor

Toneladas de vegetales deben estar presentes en el carro de la compra y en cada comida, a fin de añadir las sustancias y vitaminas que necesitamos para aumentar la producción de testosterona.

Los crucíferos como el brécol y los vegetales de hoja verde son una condición necesaria, como hemos visto, así que no hay excusas si queremos ver resultados.

Haga ensaladas (con aceite de oliva), cocínelos al vapor, cómalos crudos, salteados, en crema, en sopa...

Elija sus armas preferidas y tenga vegetales en el plato cada vez que coma, es importante.

Si come vegetales, no se está equivocando (excepto con la soja, que es la excepción, es muy estrogénica además de otras cosas, así que está completamente fuera).

Esto nos dará vitaminas, antioxidantes y sustancias críticas y saludables. Y también le darán hidratos de carbono, pero no le darán picos de insulina (ya que su carga glucémica es muy pequeña) y de hecho no es posible que ingiera demasiados carbohidratos por culpa de los vegetales y por muchos que coma.

5.- Coma carne, pescado, marisco y huevos.

Junto con los vegetales, esta es la otra base de nuestra dieta. Para los resultados óptimos ha de comer carne o pescado graso (por ejemplo, sabroso salmón, ahumado o de cualquier manera).

A pesar de lo aparentemente contradictorio con toda la tabarra que nos han dado con la grasa, eso aumentará su testosterona y seguramente adelgazará en el proceso, en serio.

De hecho, esto es tan importante, que el siguiente capítulo está dedicado a la grasa animal y la testosterona, porque es uno de los componentes fundamentales de la dieta. Sin ella, no la aumentará.

Además necesitamos energía y si no la tomamos del azúcar constante, la tenemos que tomar de la grasa. Aumentar la grasa de origen animal mejorará su testosterona sin picos de insulina y pondrá su cuerpo en un modo hormonal de "quema-grasa-y-construye-músculo", en vez de estar gordo y deprimido.

5.- Leche (si es entera), mantequilla, nueces y frutos secos, otros lácteos como queso y yogur y aceite de oliva (siempre extra virgen)

Todos ellos nos ayudarán con la causa a través de sus grasas y vitaminas, pero no nos pasemos, la base son la carne, el pescado y los vegetales.

A estas alturas supongo que el sentido común es nuestro aliado y no comeremos de plato principal tacos de mantequilla y luego una bolsa de nueces, ¿verdad?

6.- Todo es mejor si es orgánico y la carne alimentada con pasto

Esta parte es difícil y también más cara, pero si no puede ser, no desespere, estará mucho mejor con carne "normal" que con hidratos de carbono refinados, aún así, es una cuestión de cabeza.

Cada vez más tiendas y granjas están volviendo a criar sus animales sin hormonas ni antibióticos, eso es lo ideal y, en cuanto podamos, debemos ir a por eso, mejor comprar carne un poco más cara con el dinero que nos ahorramos al no comprar galletas.

Con un poco de búsqueda y comparación de tiendas, puedo adquirir carne así por apenas un poco más que la carne llena de hormonas y antibióticos.

7.- La fruta está bien, pero no en zumo.

Eso la convierte en poco más que agua con azúcar. Las bayas de temporada, especialmente, son muy buenas.

8.- Nada de aceites vegetales excepto aceite de oliva (extra virgen)

El de oliva está permitido, aliñe con él las ensaladas, pero el resto de aceites, mejor que no. Especialmente, no fría el aceite vegetal.

9.- El ajo ayudará, úselo para cocinar.

Mi hermano solía tomarlo crudo hace años, cuando leyó algo de que era sano. Lo podía oler a kilómetros y si apuntaba mi nariz en la dirección correcta sabía de antemano si venía de visita.

Más adelante veremos los estudios que muestran que el ajo aumenta la testosterona.

10.- Aceite de hígado de bacalao o aceite de pescado.

Tomado como suplemento es un alimento caído del cielo. Veremos esto con más detalle también, no se preocupe.

11.- El alcohol está tan fuera como se pueda.

Especialmente la cerveza y especialmente el beber hasta emborracharse a lo bestia. Si toma alcohol, que sea moderado, una copa de vino diaria puede ser hasta beneficiosa, pero no se pase.

También veremos el alcohol con más detenimiento.

Dicho esto...

12.- Rompa las reglas de vez en cuando (excepto en lo de beber en exceso).

La vida está ahí para que la disfrutemos, la madre de una amiga hace una tarta de tres chocolates que debe ser lo que sirvan en el cielo (sin el pico de insulina ni las caries), y comer de vez en cuando así no nos matará, al contrario, puede ser incluso beneficioso atiborrarse alguna vez que otra.

Si son vacaciones con la familia, un cumpleaños o algo similar, mi opinión es no ser un fundamentalista de la dieta (y un pesado que aburre a los demás).

Si comemos sano el 80% del tiempo nos podremos permitir caprichos sin culpabilidad.

Lo merecemos y no interferirá con nuestro objetivo, porque esos momentos de pizza y tarta **serán la excepción**, no lo habitual.

Al final **nuestros resultados vendrán derivados de lo que hagamos el 80% de las veces**, el 20% restante podemos permitirnos un poco de rienda suelta.

Si echamos un vistazo, vemos que es una forma de comer que lo tiene todo (excepto tanto grano y cereales como se nos inculca ahora) y todo es natural, no viniendo de una bolsa o caja con un trillón de conservantes y sustancias mutantes.

Piénselo bien, la dieta de la testosterona se basa en volver a comer alimento real que no se mete en el microondas, lo que comería un antiguo cazador recolector que necesitaba estar en forma para comer y reproducirse. Esto es lo que hemos evolucionado para comer durante millones de años y si queremos ver resultados óptimos, hemos de aumentar la ingesta de grasa, algo tan importante, que viene con capítulo propio.

9.5

La grasa y la testosterona

Si queremos optimizar nuestra testosterona, debemos llevar una dieta de productos naturales, no procesados en la medida de lo posible y, además, **alta en grasa.**

Ya está, ya lo he dicho.

Lo sé, lo sé, la grasa y el colesterol son hoy los archienemigos de la humanidad, o al menos es lo que nos dicen constantemente en las noticias. La grasa nos hace gordos y nuestras arterias se taponarán por el colesterol... **Dos de los consejos dietarios más erróneos de la historia.**

Sé que está empezando a poner los ojos como platos y a pensar que estoy loco. Me parece genial, porque yo pensé lo mismo al principio, cuando empecé a descubrir esto.

La discusión puede ser interminable, porque estamos tan bombardeados por consignas anti colesterol y productos *"bajos en grasa"* que es ridículo. Y si no vas con la corriente eres declarado oficialmente idiota por la sociedad y seguramente morirás mañana, asesinado por tu "*amiga la grasa*".

Pero también podemos ver que la obesidad y la diabetes son el rey y la reina hoy día, incluso cuando tratamos de reducir la grasa en los alimentos como si fuera el demonio.

Me asombra ver cómo hacemos algo, vemos claramente que no funciona y la respuesta es insistir más en ese algo que no está funcionando. Uno puede ver que algo falla, ¿no?

Este no es un material sobre pérdida de peso, así que no voy a intentar refutar cada punto de lo que dice la sabiduría popular, porque me llevaría varios volúmenes. Esto va de optimizar la testosterona y de acuerdo a cada estudio científico sobre el tema, **una dieta alta en grasa está siempre relacionada con altos niveles de testosterona.**

Voy a referenciar algunos de ellos.

En un estudio de 2005[1], 39 varones sanos de entre 50 y 60 años fueron analizados mientras consumían su dieta habitual alta en grasa y baja en fibra, 8 semanas después cambiaron a una dieta baja en grasa y alta en fibra (mismas calorías ingeridas y una dieta "perfecta" si preguntas a los "gurús" de la salud).

Los resultados del cambio dietario fueron una **reducción de la testosterona total, de la libre** y de algunos precursores también de dicha testosterona

(un consistente 12% de reducción de andrógenos circulantes)

Otro estudio[2] con 30 voluntarios varones. Tenían una dieta que proporcionaba un 40% de energía como grasa (principalmente de fuente animal, esto, como veremos, va a ser muy importante) y fue reemplazada, durante un periodo de 6 semanas, por una dieta más baja en grasa (25% de la energía provenía de dicha grasa) con las mismas calorías y otros factores ambientales estabilizados. ¿Resultado? un **15% de descenso en la testosterona total, con correspondientes disminuciones en testosterona libre y androstenediona.**

He aquí otro más[3] donde estudiaron la testosterona, entrenamiento de pesas (otro componente importante como veremos en el apartado de ejercicio) y dieta. Concluyeron que no sólo la dieta influencia los niveles de testosterona, sino que **la grasa estaba positivamente correlacionada con la hormona.**

Y aquí hay otro[4]. En él pusieron a hombres en una dieta alta en grasa (50% de calorías eran provistas por dicha grasa) durante 2 semanas. Después cambiaron a una dieta baja en grasa (más o menos un 10% de grasa, el paraíso para los predicadores modernos de la salud) y lo hicieron también durante 2 semanas.

La testosterona libre se redujo en   un increíble 21% durante la dieta baja en grasa.

Voy a parar de referenciar estudios porque se vuelve aburrido.

La conclusión es: paso uno, comamos azúcar, fibra y unámonos a la locura baja en grasa.

Paso dos: digamos adiós a la testosterona.

Paso tres: enhorabuena, no se encuentra nada bien y su testosterona se ha reducido enormemente, pero según los cánones actuales, ya está "sano".

Puedo verle desde aquí, está recogiendo madera en la plaza del pueblo para quemarme, porque no sólo quiero que muera de un ataque al corazón antes de un año, sino que además teme que le crezca una barriga enorme y eche por tierra sus esfuerzos por estar en forma.

Bueno, le entiendo porque yo lo hubiera hecho, pero recordemos la regla de oro aquí: pensar por uno mismo.

Si lo que hace le está funcionando, siga haciéndolo por favor, yo sólo comparto lo aprendido revisando estudios científicos serios y, sobre todo, lo que he vivido y puedo asegurar por mi propia experiencia que funciona (y no imagina cómo de bien lo hace).

Esta ha sido mi experiencia personal.

1) Fracasé miserablemente en todas mis metas sobre salud (testosterona incluida) cuando estaba en el carro del estilo de vida basado en comer carbohidratos y reducir la grasa.

No sólo estaba atrapado por alimentos artificiales que sabían a papel, sino que tenía los niveles de energía más reducidos de mi vida, bajones durante el día que me obligaban a comer (más azúcar), hambre, y un cuerpo poco masculino.

Me resultaba muy difícil generar músculo y era lo que en inglés se llama un "skinny fat", una persona aparentemente delgada con ropa, pero que si observabas de cerca tenía poco tejido muscular y si cogías mi barriga podías pellizcar un buen puñado de esa grasa corporal que se negaba a desaparecer.

Mucha gente come menos que nunca, siempre bajo en grasa y alza un crucifijo para defenderse de filetes o leche entera, y sin embargo nunca alcanza el cuerpo que desea...

Si el escenario le suena familiar, es hora de desafiar lo que nos dicen todo el rato y lo que siempre hemos pensado.

2) Durante el curso de mi investigación personal tuve la epifanía (gracias los trabajos de Gary Taubes entre otros) de que uno de los papeles principales en estar gordo lo juegan las hormonas (en eso y también en estar deprimido, en los niveles de energía que tenemos y en muchas otras cosas). Ellas marcan una enorme diferencia entre engordar o estar en forma (y con más músculo, concentrado, motivado y con energía suficiente para iluminar la ciudad entera).

Para el tema de la grasa corporal y el peso obtendremos muchos más resultados optimizando nuestras hormonas con una dieta de alimentos de verdad que contando calorías.

De hecho, las hormonas rigen casi todo y si duda de su enorme poder, pregúntele a su chica y la visita que le hacen una vez al mes.

El mensaje principal es que: *"come grasa y generarás grasa corporal"* es uno de los consejos alimentarios más erróneos posibles, principalmente porque no tiene en cuenta lo que ocurre a nivel hormonal.

Come grasa con azúcar y estarás atrapado en tu peor pesadilla, porque la hormona insulina se dispara y el cuerpo sigue la orden de "acumula grasa", mientras que la testosterona, así como otras hormonas que intervienen en el proceso de quemar grasas corporales, descienden.

De esa manera el azúcar se almacena como grasa, la grasa que haya comido se almacena como grasa y las grasas que ya tengamos acumuladas en el cuerpo no se van a mover de ahí (recordemos que con la insulina alta el cuerpo entra en modo "almacenar" en vez de en modo "gastar").

Vea como la combinación de hamburguesa (grasa) + patatas fritas (carbohidratos y la peor de las grasas) + pan (carbohidratos más otras cosas no demasiado buenas) + refresco (azúcar de la peor clase) es la combinación mortal para engordar y de paso machacar la testosterona.

No se nos puede golpear más fuerte.

Pero si la insulina que liberamos la controlamos, reduciendo la increíble cantidad de carbohidratos que ingerimos actualmente y mantenemos una testosterona alta con más grasa en la dieta, ¿adivina qué ocurre?

Combinado con un estilo de vida activo quemaremos grasa, añadiendo músculo de paso si incluimos entrenamiento de pesas.

Personalmente tiré a la basura todo alimento industrial cargado de azúcar y empecé a comprar y cocinar alimentos de verdad, como carne fresca, pescado, vegetales, etc. Reduje mis carbohidratos y cereales, que eran exagerados (cereales en el desayuno, donuts a media mañana, pasta para comer...) empecé a obtener más energía de las grasas (para compensar los hidratos de carbono que reduje) y mi cuerpo literalmente cambió.

No sólo pude ver mis abdominales por primera vez en mi vida (nada como para montar una fiesta, pero es que ni siquiera ese era mi objetivo, fue un efecto secundario), sino que una ex que vino a verme comentó, sin decirle nada, cómo mi cuerpo había "cambiado" y no sólo porque tenía más músculo (cambié mi entrenamiento de pesas y el tipo de ejercicio, algo importante para la testosterona como veremos), sino que mi fisionomía entera había cambiado. Pesaba lo mismo, aunque con la cintura más delgada y los hombros y pecho más anchos.

Ah, ¿y mis niveles de energía?

Se salían de las tablas y sin bajones durante ciertos momentos del día (típicos de obtener energía basada en el azúcar).

Y todo porque combino una dieta de comida de verdad Y entrenamiento.

El tipo de grasa que necesitamos

Quizá piense que como tiene que darle la patada al chocolate blanco y los pasteles, se podrá regocijar en pollo frito y patatas fritas.

Lo siento, mala suerte, el tipo de grasas que tenemos que añadir a la dieta son críticas para la testosterona y nuestro bienestar y esas no valen.

Esto empieza por una regla obvia: nada frito y (obviamente) nada muy frito, lo siento.

Para eso se usan aceites vegetales, que se vuelven francamente malos[5] en cuanto se calientan.

Una de las cosas que he descubierto es que el tipo de grasa que incrementa la testosterona no es un asunto cualquiera, porque no vale cualquiera. Así que veamos esto más a fondo.

En un alimento con grasa normalmente encontramos varios tipos de la misma:

+ Las grasas saturadas son aquellas que encontramos en la carne, algunos tipos de pescado (como el salmón) y en productos lácteos. Es decir, fuentes animales.

+ Las grasas monoinsaturadas son las que encontramos principalmente en vegetales y algunos animales: aceite de oliva, aguacate, nueces, algún pescado…

+ Las grasas poliinsaturadas las podemos encontrar en fuentes vegetales: soja, girasol, maiz y sus aceites.

La cuestión es que, aunque muchos estudios han visto una correlación positiva entre grasas y testosterona, uno de ellos encontró que la proporción del tipo de grasas juega un papel muy importante[6].

Este estudio concluyó que cuando las grasas poliinsaturadas (las vegetales) eran más abundantes que las saturadas y las monoinsaturadas (es decir, las "animales" para simplificar) **había una correlación negativa con la testosterona**.

Cito textualmente.

"Nuestros resultados mostraron una correlación no significativa entre grasas Poliinsaturadas y Testosterona y una correlación negativa significativa entre el rato de Poliinsaturadas / Saturadas y la Testosterona."

¿Qué quiere decir?

Que el aumento de testosterona se da cuando la principal fuente de grasa son las grasas saturadas.

Esto significa grasa animal: carnes, pescados, huevos, leche…

Nos están diciendo que el bacon y las costillas nos van a hacer gordos y al final nos matarán, pero no sólo no lo harán, sino que además son la principal clave dietética para la testosterona.

Lección principal: **aumentemos la grasa animal que ingerimos, si queremos más testosterona.**

Pero eso sí, de carnes y pescados naturales, no procesados con mil aditivos.

Lo ideal como he dicho es carne de animales que no han sido criados con un montón de hormonas y antibióticos. La manera de crianza actual, regida por la necesidad de sacar beneficios, hace que esa carne no sea la ideal.

Personalmente intento comprarla en tiendas ecológicas o en el pueblo en que nací, donde aún se hacen las cosas a la antigua usanza.

No obstante es cierto que es más caro, sin embargo puedes encontrar buenos precios si miras bien y compras conscientemente.

Así que, tiempo de comer de nuevo como los antiguos guerreros y cazadores.

Estudios referenciados en este capítulo

[1] Wang C, Catlin DH, Starcevic B, Heber D, Ambler C, Berman N, Lucas G, Leung A, Schramm K, Lee PW, Hull L, Swerdloff RS. "Low Fat High Fiber Diet Decreased Serum and Urine Androgens in Men." J Clin Endocrinol Metab. 2005 Mar 1. PMID: 15741266.

[2] Hamalainen E, Adlercreutz H, Puska P, Pietinen P. "Diet and serum sex hormones in healthy men." J Steroid Biochem. 1984 Jan;20(1):459-64. PMID: 6538617.

[3] Testosterone and cortisol in relationship to dietary nutrients and resistance exercise

JEFF S. VOLEK,1,2 WILLIAM J. KRAEMER, 1,2,3,4 JILL A. BUSH,1,2 THOMAS INCLEDON,1,2 AND MARK BOETES1,2

[4] Schuler, Lou. The Testosterone Advantage Plan. Rodale: USA, 2002.

[5] University Of Minnesota (2005, May 2). Food Fried In Vegetable Oil May Contain Toxic Compound. ScienceDaily. Retrieved April 26, 2011, from http://www.sciencedaily.com /releases/ 2005/05/050502190054.htm

[6] Testosterone and cortisol in relationship to dietary nutrients and resistance exercise

Jeff S. Volek1,2, William J. Kraemer1,2,3,4, Jill A. Bush1,2, Thomas Incledon1,2, and Mark Boetes1,2

Inciso importante: el factor colesterol

Vamos a coger el toro del colesterol por los cuernos, porque con esas costillas de cerdo en nuestra dieta estará pensando que su colesterol se va a subir por las nubes y este libro tiene el objetivo oculto de acabar con usted.

Nada de eso ocurrirá (al menos no por la manera de comer expuesta aquí) pero yo le diría que si tiene el colesterol muy bajo probablemente su testosterona sufrirá y, lo que es más importante, su bienestar y su esperanza de vida también lo harán.

¿Merezco latigazos en público por decir ese sacrilegio?

Puede que lo piense si ha estado viendo mucha televisión.

Sé perfectamente que, hoy día, el colesterol es el malvado de la película, pero toda esa "*información*" con la que nos bombardean está basado en algo que se llama la "*hipótesis lípida*", una de las hipótesis que trata de explicar la arterioesclerosis.

Incluso si ha oído este término por primera vez, conoce a la perfección lo que dice la hipótesis.

"El colesterol le va a matar porque grandes cantidades se relacionan con arterioesclerosis y, al final, se produce un fallo cardíaco".

Ya que este no es un libro sobre salud cardíaca, voy simplemente a comentar ciertos hechos puntuales y le diré dónde puede ir si quiere saber más (pero cuidado, probablemente acabará bastante cabreado al descubrir cómo nos mienten, cosa que me pasó a mí).

Empecemos por el principio, hablando de las palabras y sus significados, sé que suena a somnífero, pero es importante.

Una hipótesis es una teoría no probada, de hecho usamos el término hipótesis cuando no podemos establecer una teoría. Es importante comprender esto, porque **hipótesis y teoría no son sinónimos**.

Si creemos que algo puede ser cierto, pero no podemos probarlo usando el método científico lo llamamos hipótesis, así que sí, esto significa que **la *"hipótesis lípida"*, con la que nos hacen comulgar todos los días, no es un hecho probado**. Les encantaría poder llamarla la "teoría lípida", porque eso significaría que es una verdad científica sólida, pero no pueden.

La hipótesis se estableció en 1850 y a día de hoy sigue siendo una hipótesis.

Otro importante (y bonito) hecho sobre el método científico es que no es una cuestión de consenso o acuerdo.

Me explico.

Yo digo: *"todos los cuervos son negros"* y todo el mundo está de acuerdo porque hemos observado el tema y cada cuervo visto parece ser negro, pero entonces una o dos personas vienen con pruebas de que hay cuervos blancos.

Si es así, ya no puedo decir nunca más que *"los cuervos son negros"* porque **hay una evidencia contraria**, así que estoy equivocado y no puede ser una verdad científica.

No importa si el 98% de la gente observa cuervos negros, si alguien encuentra que hay cuervos blancos mi teoría científica de todo cuervo es negro está equivocada y no es nunca más una teoría válida.

Por eso digo que una verdad científica no es una cuestión de acuerdo de la mayoría, **si existe evidencia contraria, entonces lo que piense la mayoría no importa, no es una verdad científica.**

Bien, hasta aquí todo está claro, pero ¿qué es lo que quiero decir con esto?

Pues que **hay numerosa y sólida prueba científica de que la hipótesis lípida no es correcta y que la "información" que recibimos acerca del colesterol es errónea**.

Existe esa evidencia contraria, por eso la hipótesis lípida se llama y se llamará siempre, hipótesis.

Vamos a derribar algunos mitos sobre el colesterol

Estamos obsesionados con evitar el colesterol en la dieta, y vemos por todas partes etiquetas diciendo que un alimento tiene un 0% de colesterol, como si eso fuera alguna clase de mérito. Así que apartamos la yema del huevo (una de las cosas más sanas que podemos comer) porque nos han dicho que son asesinas en serie.

Pero la cuestión que no le dicen es: la mayoría del colesterol se fabrica en el hígado, que puede hacer unos 1000 mg al día, incluso si usted no ingiere nada de colesterol en su dieta.

Si reduce la ingesta de colesterol en lo que come a su hígado no le importa, porque compensa ese hecho haciendo más, y no porque el hígado sea un tonto con una pistola que nos va a matar por accidente, sino porque **el colesterol es una de las más importantes y necesarias sustancias en nuestro cuerpo, no un veneno**.

Sí, sé que es un shock escuchar esto, pero cada libro de primero de medicina le puede corroborar este hecho.

El colesterol tiene que ver con casi todo lo que ocurre en nuestro cuerpo y, por supuesto, tiene que ver con la testosterona (recuerde, la testosterona, al igual que otras hormonas anabólicas, se fabrica a partir del colesterol).

Y otra cosa que no nos dicen. Es posible manipular los niveles de colesterol a través de la dieta, **pero los efectos son mínimos.**

En este estudio[1] por ejemplo, concluyen lo siguiente (y cito traduciendo textualmente):

"Pero un 50% de descenso en el colesterol de la dieta producirá, de media, un descenso de sólo 7mg/100ml. Para el propósito de controlar los niveles en el cuerpo, el colesterol dietario no debería ser completamente ignorado, pero este factor, por sí solo, consigue poco".

En lenguaje que se entienda, el colesterol dietario no es la clave principal para nuestros niveles internos de la sustancia, pero incluso con esa evidencia nos dicen que nos obsesionemos con evitar el colesterol en la dieta, aunque no se consiga apenas nada (y de paso nos quitan otros nutrientes clave).

Otro consejo *"saludable"* muy extendido es que cambiar de grasas animales a vegetales reduce el colesterol.

¿Es eso cierto?

Sí, pero, de nuevo, echemos un vistazo a este otro estudio[2] donde los participantes siguieron los consejos dietéticos dados por las autoridades de muchos países. ¿El resultado respecto a los niveles de colesterol?

Una reducción del 0% al 4%.

Guau, simplemente guau, es cierto que podemos reducir el colesterol con la dieta, pero lo que no nos dicen es que es un efecto irrelevante.

Intentas pelear contra el colesterol en tu dieta y básicamente tu cuerpo reacciona produciendo más de manera interna, ¿por qué? Porque, de nuevo lo repito ya que es algo que me gustaría dejar claro, el colesterol es muy necesario, pero mucho.

Además de eso hay evidencia que muestra que las dietas altas en grasa no necesariamente elevan los niveles de colesterol. Pueden y lo hacen, pero no siempre.

Ya no somos tribus nómadas, pero algunos pequeños grupos así todavía existen, los Samburu, por ejemplo, y los Masai, que comen básicamente carne y leche sin procesar.

Los Samburu comen hasta el doble de grasa animal que los norteamericanos y sus niveles de colesterol son significativamente más bajos, unos 170 mg/dl[3] mientras que nuestros buenos amigos los Masai comen carne y sólo carne y leche pura. La fibra, los vegetales y demás no son muy comunes en su dieta, por decirlo finamente.

¿Sus niveles de colesterol? Como los niveles norteamericanos... Sólo que reducidos a la mitad[4].

Hay más evidencia entre otras tribus que no siguen la manera occidental de comer sino *"insanas"* dietas con toneladas de carne y grasienta leche, y tienen niveles muy bajos.

Principal punto a recordar: **hay evidencia contraria, así que lo que dicen que es una verdad bíblica sobre el colesterol no lo es.**

Entonces ¿cómo podemos reducir el colesterol si la dieta no es efectiva?

Sólo mediante drogas llamadas Estatinas. Una industria multimillonaria, por cierto.

Estas drogas reducen efectivamente el colesterol y por ello no es extraño que esté empezando a aparecer prueba de que **el tratamiento con estatinas reduce la testosterona**[5].

Cito el estudio:

"Nuestros datos han demostrado que la terapia con Estatinas induce un hipogonadismo patente primario y debería ser considerada un factor posible en la evaluación de los niveles de testosterona en pacientes con disfunción eréctil".

Las estatinas le dan una patada al colesterol entre las piernas, matando con eso de paso nuestra libido[6] (y las erecciones, si es usted un hombre) porque inducen niveles bajos de testosterona en sangre, principalmente debido a que dejan seco el colesterol intercelular[7].

O lo que es lo mismo, **si me quitas la harina (el colesterol) no esperes que pueda hacer pan (la testosterona**).

Por curiosidad eche un vistazo a los efectos secundarios de esas drogas, encontrará una larga lista, pero lo que es más importante, optimizar los niveles de testosterona y las estatinas no son cosas compatibles.

Y este no es el único efecto de las estatinas, que crean un montón de problemas tratando de arreglar uno solo (que no es ni siquiera un problema, como algunas pruebas muestran). De hecho las estatinas mejoran la salud cardiovascular pero algunos científicos empiezan a ver que puede no ser debido a la reducción del colesterol.

¿Mata el colesterol o es al contrario?

Con toda esta evidencia, queda otra pregunta mejor sobre la mesa: "¿realmente queremos reducir nuestros niveles de colesterol?"

Obviamente no estoy hablando de tener hipercolesterolemia, porque el equilibrio es lo fundamental, pero es que los niveles bajos que nos dicen que son sanos son cada vez más ridículos y cada año los bajan más, seguramente para vender más estatinas.

Algunas pruebas muestran que **la gente mayor con niveles altos de colesterol vive más**[8], además de eso parece que **el colesterol bajo puede ser peor que niveles altos contra enfermedades infecciosas**[9] e incluso alergias.[10]

Eso está muy bien, pero ¿qué pasa con la enfermedad cardíaca? Es lo que más mata y en lo que más nos insisten, porque puedo vivir con una alergia, pero no sin el corazón funcionando...

Nos dicen constantemente que el elevado colesterol nos va a dar arterioesclerosis, taponando nuestras venas. Esa idea fue estudiada por primera vez por Kurt Landé en 1936. ¿Conclusión?

No pudieron encontrar ninguna relación entre niveles de colesterol y arterioesclerosis[11].

De nuevo intentaron responder la cuestión con 800 veteranos de guerra de entre 60-69 años (la edad en la que la arterioesclerosis tiende a surgir y afectarnos), pues bien, **de nuevo no había relación con los niveles de colesterol**[12].

Mientras tanto, los estudios que han pintado de villano al colesterol son un poco "deficientes", por decirlo suavemente, como los estudios de Ancel Keys, precursor de la locura moderna anti-grasas y que dejaban fuera los datos que, simplemente, no concordaban con el resultado que querían obtener.

Podría seguir y seguir, pero esto va de testosterona, así que si quiere saber más, lea por ejemplo, "El mito del colesterol" o "Ignorando lo incómodo" por el doctor Uffe Ravnskov.

También es muy recomendable Gary Taubes y sus libros, en ellos verá también que hay evidencia (y bastante interesante) de que el colesterol no es nuestro peor enemigo, sino una sustancia necesaria.

La primera vez que entré en contacto con toda esta información no podía creerla, de hecho la programación mental en mi cabeza era tan poderosa que estaba aterrorizado de contradecir a la televisión y sus estúpidos consejos.

Creo que, con el tiempo, este error será solventado, de hecho están cambiando constantemente la sonata sobre el colesterol, lo cual es una señal sospechosa.

Primero el colesterol en general era malo, luego resulta que había dos clases de colesterol, el "bueno" (HDL) y el "malo" (LDL), después dijeron que el colesterol no era lo importante, el ratio entre el LDL/HDL lo era... Todo esto porque, cada vez más y más prueba **está mostrando que el colesterol no es malo, nuestra obsesión por reducirlo a toda costa lo es.**

Espero que algún día las industrias millonarias y todos aquellos que se tomaron en serio a Ancel Keys abandonen por el bien de la salud de todo el mundo, pero tampoco esperaría de pie a que suceda.

El problema no viene por el colesterol, el problema viene por un montón de basura, grasas mutante y azúcar en la comida que empieza a ponernos los números de nuestros análisis del revés.

Pero recuperemos nuestro propósito con estas páginas, es decir, la testosterona.

Aquí tiene otro clavo en el ataúd de la locura del colesterol: **la testosterona y el colesterol HDL tienen una relación positiva**[13] (es decir, que cuando sube uno, sube la otra de la manita).

Personalmente, cuando tenía mis niveles de colesterol más bajos, también tenía mis niveles de energía y libido viviendo en el sótano, sin ninguna intención de subir y ponerse a trabajar.

Lo sé, asusta ir contra corriente en esto, cada amigo, cada anuncio y cada persona que no se preocupa en pensar demasiado, va a intentar enterrarle vivo si comenta algo de esto.

Como alguien dijo: *"si dices una mentira lo bastante grande y la sigues repitiendo, la gente la acabará creyendo"* [14].

Y eso es lo que pasa, pero a mí me encantan los huevos revueltos y los comeré, no sólo porque son buenos para mi testosterona, sino porque son muy buenos en general.

Y termino ya con el tema del colesterol diciendo una sola cosita más. ¿Sabe cuál es uno de los alimentos más increíblemente saturados de colesterol?

La leche materna.

Da que pensar.

Estudios referenciados en este capítulo

[1] The Interrelated Effects of Dietary Cholesterol and Fat upon Human Serum Lipid Levels

William E. Connor,† Daniel B. Stone,‡ and Robert E. Hodges

[2] Ramsay LE, Yeo WW, Jackson PR. Dietary reduction of serum cholesterol concentration: time to think again. British Medical Journal 1991;303:953-957.

[3] Shaper AG. Cardiovascular studies in the Samburu tribe of northern Kenya. American Heart Journal

[4] Mann GV, Shaffer RD, Sandstead HH. Cardiovascular disease in the Masai. Journal of Atherosclerosis Research 1964

[5] The effect of statin therapy on testosterone levels in subjects consulting for erectile dysfunction.

Corona G, Boddi V, Balercia G, Rastrelli G, De Vita G, Sforza A, Forti G, Mannucci E, Maggi M.

[6] Statins and Erectile Dysfunction: Results of a Case/Non-Case Study using the French Pharmacovigilance System Database

Authors: Do, Catherine; Huyghe, Eric1; Lapeyre-Mestre, Maryse2; >Jean Louis Montastruc,; Bagheri, Haleh

[7] Is decreased libido associated with the use of HMG-CoA-reductase inhibitors?

L. De Graaf, A. H. P. M. Brouwers, W. L. Diemont

[8] Behar S and others. Eur Heart J18, 52-9, 1997.

Casiglia E m.fl. Eur J Epidemiol. 9, 577-86, 1993.

Chyou PH, Eaker ED. Age Ageing 29, 69-74, 2000.

Forette B and others. Lancet 1,868-70, 1989.

Fried LP and others. JAMA. 279, 585-92, 1998.

Harris T and others. J Clin Epidemiol 45, 595-601, 1992.

I'm bored, so I won't reference the other several studies.

[9] Jacobs D and others. Circulation 86, 1046–60, 1992.

[10] Pesonen M and others. Clin Exp Allergy 2007

[11] Landé KE, Sperry WM. Human atherosclerosis in relation to the cholesterol content of the blood serum. Archives of Pathology 1936;22:301-312.

[12] Paterson JC, Armstrong R, Armstrong EC. Serum lipid levels and the severity of coronary and cerebral atherosclerosis in adequately nourished men, 60 to 69 years of age. Circulation 1963;27:229-236

[13] Endogenous Testosterone and Serum Lipids in Middle Aged Men. Mäkinen JI, Perheentupa A, Irjala K, Pöllänen P, Mäkinen J, Huhtaniemi I, Raitakari OT.

[14] Ese alguien fue Joseph Goebbels ministro de propaganda del Reich en la Alemania Nazi desde 1933 a 1945, parece que sus teorías, por desgracia, aún gozan de buena salud.

9.6

Las vitaminas fundamentales

La siguiente parada en nuestro viaje por la dieta son las vitaminas, porque tienen un poderoso papel en nuestra producción de testosterona y si somos deficientes en dichas vitaminas nuestra testosterona sufrirá.

Pero, como ocurre con casi todo, una excesiva cantidad también tendrá terribles efectos, así que, a riesgo de ser pesado, lo diré de nuevo: hágase pruebas, consulte al médico y no se pase, que algo sea bueno en cierta cantidad no significa que lo sea en mucha cantidad.

Si lee que la vitamina A tiene un efecto positivo en la testosterona (como así ocurre) no se cargue con toneladas de esa vitamina, porque empeorará el problema que quiere arreglar, además de tener otros efectos no deseados.

El equilibrio es la clave en cada paso, así que dicho esto, estas son las vitaminas que tenemos que vigilar:

Vitamina A

Empiezo aquí porque, bueno, es la primera letra del abecedario y yo no soy muy original.

Estudios científicos han demostrado que si no tienes suficiente de esta vitamina tu testosterona decrecerá y, además, tus órganos sexuales se atrofiarán[1].

Otro estudio mostraba una correlación significativa entre testosterona y vitamina A[2] (y por cierto ese mismo estudio vio correlación entre ingesta de grasa y testosterona, otro más de los muchos que hay...).

Conclusión. Nuestras dietas deben tener suficiente vitamina A.

¿Qué alimentos la tienen?

La leche entera, los huevos, hígado, lácteos como la mantequilla...

Los culturistas de la vieja escuela usaban esto como pilar principal de su dieta, y con buena razón porque las vitaminas, el colesterol y las grasas animales son alimentos anabólicos naturales, en parte por su efecto en la testosterona (hormona que ayuda a construir músculo).

Malas noticias: como podemos ver si estamos inmersos en la tontería de lo bajo en grasa estamos quitándonos montones de vitamina A y le estamos dando un doble golpe a la testosterona.

Personalmente volví a la leche entera (pues no tengo problema con la lactosa) y debo confesar que soy adicto a los quesos tradicionales, especialmente curados, que es mi forma favorita de ingerir lácteos, junto con el yogur griego. Además son mucho más digestivos que otros, porque durante los procesos de fermentación y envejecimiento mucha de la lactosa se convierte en ácido láctico.

Vitamina D

Esta es la otra "gran vitamina".

¿Sabía que creamos vitamina D a partir del sol? Nuestros cuerpos pueden convertir el "*temible*" colesterol en vitamina D si nos ponemos a la luz del mediodía. Otra muestra de lo increíble que es nuestro cuerpo y de la tontería anti-colesterol.

¿Y sabe cuándo son más altos los niveles de testosterona durante el año?

En verano (esa era fácil). Y no sólo porque hay menos ropa rondando por ahí, sino también porque **la vitamina D está más alta en en esa estación, debido a una mayor exposición al sol.**

La vitamina D es de hecho una hormona y, por ejemplo, es responsable de una mejora del rendimiento deportivo[3], además de eso afecta directamente a las células Leydig, las cuales viven en nuestros testículos y son responsables de nuestra producción de testosterona.

Las deficiencias en Vitamina D mostraban funciones testiculares reducidas, que mejoraban después de 1 mes en el cual se alcanzaban de nuevo niveles óptimos de vitamina, pero atento a esto: demasiada vitamina D mostraba también disfunción testicular[4], otro recordatorio de la necesidad de equilibrio.

La vitamina D es casi una "super sustancia", pero para nuestro humilde propósito, eche un vistazo a los estudios y verá que, cuando tiene suficientes niveles de vitamina D, tendrá mayores niveles de testosterona que aquellos con deficiencias[5].

Soy afortunado de vivir en una zona donde el sol brilla gran parte del año, pero de nuevo los humanos somos increíblemente eficientes fastidiando las cosas buenas.

Ya sabe qué pasa con el sol, que es nuestro nuevo enemigo (principalmente debido a nuestra capacidad para hacer agujeros a la atmósfera protectora) y, en general, nuestro maravilloso modo de vida nos encierra en cubículos desde el amanecer hasta la noche, así que la cosa está así: si ve sol por la ventana, salga afuera y regocíjese, relajándose bajo el astro rey.

La mala noticia en esta parte es que muy pocos alimentos contienen vitamina D de manera natural: pescado graso como el salmón, el atún, la caballa y el aceite de hígado de pescado son las mejores fuentes.

Pequeñas cantidades de vitamina D se encuentran en el hígado de ternera, el queso y la yema de los huevos.

Con poca luz solar y pocos alimentos para elegir parece que estamos perdidos en nuestra causa por esta vitamina, pero si empezamos con la dieta correcta explicada aquí, empezamos a estar en el buen camino, además de que tenemos un poderoso y barato aliado disponible.

Aceite de hígado de bacalao

Es tan rico en vitaminas A y D que resulta increíble. El sabor también resulta increíble (por lo poco agradable, así que habitualmente lo encontrará en cápsulas de gel, de manera que lo pueda tomar mejor).

Una de esas cápsulas (415mg de aceite de hígado de bacalao) proporciona el 47% de la dosis diaria recomendada de vitamina A y el 68% de vitamina D. Además esas grasas nos ayudan adicionalmente en la causa por la testosterona y mejoran nuestra circulación.

Vitamina K

Esta es casi una letra desconocida cuando hablamos de vitaminas, pero si ha sangrado alguna vez y necesitaba pararlo, sus huesos ya no son lo que eran o su piel empieza a no ser tan elástica como antes, la vitamina K está jugando un papel, o mejor dicho una disminución de la vitamina lo está haciendo.

Cuando la vitamina K nos abandona, nuestra querida testosterona la quiere tanto que se marcha corriendo tras ella, al menos hasta que se alcancen de nuevo niveles normales[6].

No podemos fabricar vitamina K en nuestro cuerpo, así que la precisamos tomar de los alimentos, ¿cuáles? No se preocupe, no va a necesitar una lista interminable de la compra, ni precisará retener nombres de alimentos extraños, lo bueno es que si seguimos los criterios básicos de la dieta (alimentos de verdad: carne, vegetales, pescado y huevos) tenemos los principales puntos cubiertos.

Las principales fuentes son los **vegetales verdes con hoja**, algo que debe ser una de las columnas de nuestra dieta, de modo que esta parte la tenemos en orden, especialmente si nos tomamos en serio la parte de los vegetales crucíferos (es decir, el brócoli dichoso ataca de nuevo).

Coliflor, coles de bruselas, espinacas, coles, nabos, lechuga... si ve algo realmente verde (y vegetal) es bastante probable que la vitamina K esté presente.

El perejil (omnipresente en la comida mediterránea) está tan cargado de vitamina K que dos cucharadas contienen el 153% de la dosis diaria recomendada, y ayuda con el mal aliento también, lo cual nos servirá para lo siguiente.

Ajo

¿El ajo es ahora una vitamina? No, pero no he podido encontrar una sección mejor donde meterlo, la verdad.

Se ha demostrado que el ajo incrementa los niveles de testosterona en los testículos además de que reduce los niveles de cortisol[7] (dos pájaros muertos con una sola pieza de ajo) o al menos así lo hace en una dieta alta en proteínas, que es algo que probablemente tendrá cuando, junto con sus vegetales, coma más huevos, carne, pescado y lácteos, en vez de todo el rato cereales y carbohidratos.

El ajo es tan sano que hay suplementos que contienen alicina, (su principal componente saludable). Si no puede soportar el sabor (a mí me encanta cuando se usa en cocina) o si no es muy amable con su estómago (demasiado, como siempre, no es bueno, a mí por ejemplo me resulta demasiado potente para digerir), vaya con los suplementos.

Mi filosofía tiende a ser "*cómete el alimento en vez del suplemento*", pero el aceite de hígado de bacalao puede ser la excepción, una vez lo probé directamente y no era tan malo, sabía a... aceite de pescado, pero prefiero la cápsula y ahorrarme el sabor que deja.

Estudios referenciados en este capítulo

[1] Regulation and perturbation of testicular functions by vitamin A

G Livera, V Rouiller-Fabre, C Pairault, C Levacher, and R Habert

002 Society for Reproduction and Fertility

[2] Bishop, D. T., Meikle, A. W., Slattery, M. L., Stringham, J. D., Ford, M. H., West, D. W., Borecki, I. B. and Rao, D. C. (1988), The effect of nutritional factors on sex hormone levels in male twins. Genetic Epidemiology, 5: 43–59. doi: 10.1002/gepi. 1370050105

[3] Med Sci Sports Exerc. 2009 May;41(5): 1102-10.

Athletic performance and vitamin D.

Cannell JJ, Hollis BW, Sorenson MB, Taft TN, Anderson JJ.

[4] Effect of vitamin D repletion on testicular function in vitamin D-deficient rats.

Sood S, Reghunandanan R, Reghunandanan V, Marya RK, Singh PI.

[5] Association of Vitamin D Status with Serum Androgen Levels in Men

E. Wehr; S. Pilz; B. O. Boehm; W. März; B. Obermayer-Pietsch

Posted: 09/17/2010; Clin Endocrinol. 2010;73(4): 243-248. © 2010 Blackwell Publishing

[6] Vitamin K deficiency reduces testosterone production in the testis through down-regulation of the Cyp11a a cholesterol side chain cleavage enzyme in rats

Hitoshi Shirakawaa, Yusuke Ohsakia, 1, Yoshihiko Minegishia, Naofumi Takumia, Kousaku Ohinataa, Yuji Furukawaa, Takeo Mizutanib and Michio Komaia

[7] Garlic Supplementation Increases Testicular Testosterone and Decreases Plasma Corticosterone in Rats Fed a High Protein Diet

Yuriko Oi1, Mika Imafuku, Chiaki Shishido, Yutaka Kominato*, Syoji Nishimura* and Kazuo Iwai

Laboratory of Nutrition Chemistry, Faculty of Home Economics, Kobe Women's University, Suma-ku, Kobe 654-8585, Japan and; * ; Riken Chemical Industry Limited Company, Fushimi-ku, Kyoto 612-8404, Japan

9.7

Las calorías en la dieta de la testosterona

Lo principal a tener en cuenta sobre la dieta es recordar que no es realmente una "dieta", no en el sentido de disciplina rigurosa donde contar calorías o someterse a reglas estrictas sobre alimentos. Personalmente no puedo soportar eso y creo que esa clase de visiones están condenadas al fracaso desde el principio.

Afortunadamente esto es un modo de vida y un modo de comer, donde recargamos nuestros cuerpos con alimento de verdad, que abarca un enorme abanico de cosas, desde cada pescado a cada carne, huevos, todos los vegetales, fruta... De hecho es la manera más natural de comer, sin basura procesada y llena de azúcar y aditivos sospechosos.

Y, alegrémonos, porque una cosa importante que debemos hacer es, sobre todo, **no restringir calorías.**

Explicaré esto porque, para alguno, puede sonarle contradictorio debido a la necesidad que veremos más adelante de estar también en forma y perder grasa corporal a fin de optimizar la testosterona.

Si tenemos sobrepeso debemos perder el exceso, eso es algo inevitable como veremos, pero **una restricción calórica excesiva hará que nuestra testosterona descienda**, así que es muy importante no cortar el combustible que nuestro cuerpo necesita y que **no nos volvamos nunca delgados mediante el método de pasar hambre, sino con el de comer bien y movernos.**

Por ejemplo este estudio[1] midió la testosterona en soldados consumiendo una dieta baja en calorías (1800 kcal), una moderada (3200 kcal, eran soldados haciendo cosas de soldados, así que eso se puede considerar moderado) o una elevada (4200 kcal/día). Los ratios de grasa, hidratos, etc, eran similares en las tres dietas. Luego los pusieron durante 5 días en el infierno con ejercicio prolongado y sueño de nula calidad.

Como era de esperar la testosterona descendió en todos los grupos de soldados (ya vimos otro estudio similar al respecto cuando hablamos de sueño), pero he aquí la clave interesante: **aquellos con la dieta baja en calorías perdieron el 50% de la testosterona, mientras que los de cantidad moderada o elevada sólo perdieron el 20%.**

Como podemos ver la restricción calórica tiene un profundo efecto en la testosterona y no queremos eso.

Los competidores de lucha, boxeo y artes marciales mixtas, hacen que ellos llaman "*cortar*" peso durante los meses cercanos a la pelea, pierden mucha grasa corporal en las semanas previas y luego más peso agresivamente en los días previos (principalmente perdiendo agua). Con eso, lo que consiguen es "encajar" en los límites de peso de sus categorías cuando llega el día del pesaje y luego recuperar parte de lo perdido (mediante rehidratación), para competir con una ventaja de peso el día de la pelea.

La cuestión es que los estudios en estos atletas han demostrado como esa pérdida repentina de grasa y peso (principalmente a través de restricción calórica), reduce sus niveles de testosterona, y mucho[2].

Esos niveles se recuperan tras la temporada de competición, cuando vuelven a comer dietas más calóricas y a su peso habitual, más elevado que durante la temporada de competición.

Así que, aunque estemos intentando perder el peso que nos sobre, es muy importante que no sometamos a nuestros cuerpos a una restricción calórica excesiva ni a burradas de dietas que sólo hacen más daño que bien.

Nuestro cuerpo es una máquina increíble, si hay una restricción calórica aguda y constante (como pasa en muchas dietas) nuestro metabolismo empieza con la respuesta adaptativa necesaria, es decir que se pone en modo *"parece que estamos pasando una hambruna"*, así que todos los recursos que hay se destinan a mantenernos vivos, porque parece que no hay mucho alimento disponible ahí fuera (estamos, básicamente, tan evolucionados en esto como nuestros ancestros del paleolítico).

De ese modo la reproducción y procesos similares tienen que pasar a segundo plano y se quedan sin energía en favor de otros más críticos.

Cuando hay hambre otras cosas se vuelven más importantes que la testosterona y, lógicamente también, los tiempos de hambruna no son los mejores para traer niños al mundo. Al igual que en tiempos de guerra y estrés, en tiempos de hambre la testosterona habrá de esperar.

Además de eso, si estamos en *"modo hambruna"* nuestro cuerpo intenta preservar toda la energía que pueda, enlenteciendo procesos y en general a nuestro metabolismo (que es el principal consumidor de calorías).

Esa es la razón por la cual mucha gente pasa hambre con las dietas y aún así no adelgaza, o bien adelgaza pero tienen ese aspecto poco saludable. Nuestro cuerpo reacciona intentando que quememos poca energía.

No queremos a nuestros metabolismos en *"modo habruna"*, así que nunca intentarmos adelgazar a través de restricción calórica excesiva.

Si tenemos demasiado sobrepeso por malos hábitos alimentarios y por comer demasiado, tenemos que perderlo, pero no de cualquier manera. Lo óptimo es seguir la forma natural de comer delineada aquí, ingerir las calorías de una persona normal, moverse del sillón y verá lo que pasa (de hecho verá la enorme transformación simplemente con un mínimo paso, dejar de comprar y comer basura).

Por supuesto, si antes estábamos consumiendo 6000 kcal/día (principalmente por el combo entre Doritos y Oreos) y jugando a la consola todo el tiempo, entonces sí, debemos comer las mismas calorías que una persona normal. Ingerir 2000 o 3000, dependiendo de peso, metabolismo y nivel de actividad, es lo normal en un hombre y no supone un exceso de reducción de calorías negativo, sino normalizado.

Si controlamos el exceso de azúcar, empezamos a movernos y mantenemos un buen nivel de calorías, le aseguro que adelgazará, pero, más importante aún, empezará a encontrarse físicamente magnífico.

De hecho si quitamos ese exceso de azúcar y procesados, probablemente adelgacemos, incluso si no nos movemos ni restringimos las calorías, sino que las cambiamos por otras mejores.

No se obsesione con un número, una de las mayores ventajas sobre esta manera de comer es que no estoy en el supermercado intentando sumar cifras de las cajas como un tonto, simplemente como hasta que noto que no tengo hambre.

Estudios referenciados en este artículo

[1] Guezennec, P. Satabin, H. Legrand, and A.X. Bigard. Physical performance and metabolic changes induced by combined prolonged exercise and different

energy intakes in humans. Eur. J. Appl. Physiol. 68:525-530, 1994.

[2] Strauss, R.H., R.R. Lanese, and W.B. Malarkey. Weight loss in amateur wrestlers and its effect on serum testosterone levels. JAMA. 20;254:3337-8, 1985.

9.8

Toda la verdad sobre los suplementos

Ah, las píldoras mágicas que nos lo prometen todo, en este mundo de atajos son tan tentadoras…

Cuando estoy hablando de suplementos me refiero a sustancias que normalmente no solemos adquirir mediante la dieta.

Hemos visto que las vitaminas, el zinc, el I3C, etc, tienen un impacto positivo en nuestros niveles de testosterona y pueden ser fácilmente adquiridos con una dieta natural en cuya base de la pirámide están la carne, el pescado y los vegetales.

En esta sección vamos a ver algunas otras sustancias que no son tan fáciles de conseguir mediante una *"dieta normal"*, de manera que precisemos suplementos especiales para obtenerlas.

Mi filosofía personal sobre el tema es que, en la medida de lo posible, **no tomo suplementos ni me deben hacer falta.**

Mi meta es optimizar mis niveles y mi salud de una manera natural y sostenible, no dependiendo de píldoras externas que pueden estar o no disponibles cuando las necesitas.

Por otra parte el negocio de los suplementos es una máquina multimillonaria y cuando hay mucho dinero de por medio, se suelen tergiversar estudios y afirmaciones.

Además tienden a ser caros, dependiendo del país puede haber temas regulatorios oscuros, no sabiendo si esas cápsulas de *"cuerno de unicornio"* que compraste por Internet son realmente lo que dicen ser, o están hechas de polvo y gatitos machacados en un oscuro laboratorio.

Como he dicho en páginas anteriores, pienso que es mucho mejor comer el alimento que provee la sustancia en vez de tomar un suplemento. Citando este estudio del ejército de los Estados Unidos sobre dieta y rendimiento físico:

"La investigación de las potenciales ventajas de suplementos dietéticos no ha probado en general que sea ventajosa cuando se compara con consumir una dieta bien equilibrada[1]".

Durante mi periplo eché un vistazo a la ciencia que hay detrás de algunos de los suplementos más extendidos, porque, oh sorpresa, el marketing y la verdad no van siempre de la mano.

Una cosa más, aquí se quedan fuera cosas como el Androgel y otros suplementos directos de testosterona por razones obvias.

Tongkat Ali, también conocido como Eurycoma longifolia o "gingseng malayo"

Esta es una hierba tradicionalmente usada por los malayos para incrementar el deseo sexual.

Varios estudios científicos en animales concluyen que es eficaz como podemos ver aquí[2], aquí[3] o aquí[4]. Para los estudios usaron ratas en diversas condiciones (ratas y humanos somos my similares, no me diga que eso le sorprende) y, además de incrementar la calidad del esperma, el deseo sexual, etc, **afectaba a los niveles de testosterona de manera positiva.**

Algunos artículos científicos como este[5] expresan su opinión de que debería ser estudiada más por su posible efecto (positivo) en hombres de mediana edad.

Así que parece que hay cierta promesa científica respaldando el tongkat ali (recordemos, en animales) porque además parece que no hay efectos secundarios negativos aparentes.

Yohimbina

Esta es una hierba conocida por sus efectos afrodisíacos, también se la conoce por producir otros efectos no tan buenos en algunas personas.

Varios estudios muestran que puede ser útil en casos de disfunción eréctil media o moderada. Este, por ejemplo, concluye que los efectos positivos superan a los posibles riesgos[6] y este otro[7] encontró a la hierba mucho más eficaz que la alternativa placebo.

Pero cuidado, estamos hablando de disfunción eréctil, no necesariamente testosterona. Todos los casos de disfunción eréctil no vienen dados por una baja testosterona, pueden deberse a factores psicológicos, circulación, etc.

Hasta donde he podido encontrar no hay evidencia de que la Yohimbina esté relacionada con testosterona más elevada. Si su interés por el tema va más allá del sexo (para devolverle su empuje, concentración, rendimiento físico o bienestar general) la Yohimbina no parece el primer lugar al que acudir.

Tribulus Terrestris

Esta es otra planta que surge inevitablemente cuando estás buscando suplementos para la testosterona.

Algunos culturistas, por ejemplo, juran sobre ella porque les da ganancias musculares y otros afirman que es una pérdida de tiempo. Como siempre la mejor opción es echar un vistazo a los estudios científicos.

Éste[8] vio cierta promesa en cuanto a disfunción eréctil en primates, conejos y ratas. Todos ellos vieron grandes incrementos de testosterona, pero cuando intentaron ver los efectos en humanos (jóvenes) las diferencias en testosterona entre los que tomaron la hierba o el placebo eran insignificantes[9], concluyendo que no merecía la pena.

Uno de los problemas con los suplementos es que la mayoría no han sido ampliamente estudiados, de manera que no puedes ver una amplia evidencia en un sentido o en otro. Según esto parece que, al menos en hombres jóvenes, no parecía haber demasiado beneficio.

Avena Sativa (Extracto de Avena Salvaje)

Otro afrodisíaco tradicional, con algunas leyendas urbanas asociadas acerca de no permitir a la SHBG (¿la recuerda del principio?) hacer sus cosas y arruinarnos la fiesta, de manera que tomarla nos llevaría a mayores niveles de testosterona libre.

Personalmente, no he encontrado nada relacionado con niveles de testosterona. Algunos estudios concluyen que alivia el estrés en ratas o algo así, pero nada sobre la testosterona, así que no merece mucho la pena.

Saw Palmetto

A esta hierba se la publicita como afrodisíaco a veces y otras como remedio para la calvicie androgénica (que está relacionada con la testosterona, aunque de una manera que no es el objetivo de este trabajo) y además parece tener efectos sobre el crecimiento de las próstata, pero nada sobre niveles de testosterona (no parece elevarlos de acuerdo de este estudio[10] ni alterarlos de una manera que nos resulte útil)

Así que, mala suerte, porque encima tampoco parece servir para la alopecia.

Magnesio

El magnesio suele estar relacionado con más testosterona libre[11], lo incluyo en esta sección, pero no deberíamos tener problema en obtener magnesio de la dieta.

Vegetales y frutas como los aguacates o los frutos secos como las almendras, tienen magnesio, así que, si seguimos la dieta no debemos tener problemas en este departamento.

Maca (Lepidium meyenii)

La raíz de maca puede ser encontrada en suplementos sexuales y es una de las llamadas "*viagras herbales*". Ya se sabe, desde que la píldora azul apareció, un montón de raíces y hierbas quieren ese título.

La cuestión con la maca es que **no ayuda con la testosterona**. Cito: "*en conclusión, el tratamiento con maca no afecta a los niveles de hormona reproductiva en sangre*"[12] y no tiene efectos androgénicos[13].

Así que, de nuevo, no parece que tengamos suerte con eso.

Como podemos ver, las píldoras mágicas no parecen tan mágicas después de todo.

Estudios referenciados en este capítulo

[1] Diet and physical performanceq Scott J. Montain, Andrew J. Young

Military Nutrition Division, US Army Research Institute of Environmental Medicine, Natick, MA 01760-5007, USA

[2] The effect of Eurycoma longifolia on sperm quality of male rats.

Chan KL, Low BS, Teh CH, Das PK.

[3] Influence of Eurycoma longifolia on the copulatory activity of sexually sluggish and impotent male rats.

Zanoli P, Zavatti M, Montanari C, Baraldi M.

[4] Effects of Eurycoma longifolia jack on laevator ani muscle in both uncastrated and testosterone-stimulated castrated intact male rats. Ang HH, Cheang HS.

[5] RECENT STUDIES ON APHRODISIAC HERBS FOR THE MANAGEMENT OF MALE SEXUAL DYSFUNCTION A REVIEW

NEELESH MALVIYA1, SANJAY JAIN1, VIPIN BIHARI GUPTA2 AND SAVITA VYAS3

1Smriti College of Pharmaceutical Education, Indore, India 2BR Nahata College of Pharmacy, Mandsaur, India 3MGM Medical College, Indore, India

[6] Yohimbine for erectile dysfunction: a systematic review and meta-analysis of randomized clinical trials.

Ernst E, Pittler MH.

[7] Double-blind, placebo-controlled safety and efficacy trial with yohimbine hydrochloride in the treatment of nonorganic erectile dysfunction.

Vogt HJ, Brandl P, Kockott G, Schmitz JR, Wiegand MH, Schadrack J, Gierend M.

[8] The hormonal effects of Tribulus terrestris and its role in the management of male erectile dysfunction – an evaluation using primates, rabbit and rat

Kalamegam Gauthaman, Adaikan P. Ganesan

[9] The aphrodisiac herb Tribulus terrestris does not influence the androgen production in young men

V.K. Neychev, a, and V.I. Mitev1, a

Department of Chemistry and Biochemistry, Medical University, 2 Zdrave str., Sofia-1431, Bulgaria

[10] 21. Casarosa C, Cosci di Coscio M, Fratta M. Lack of effects of a lyposterolic extract of Serenoa repens on plasma levels of testosterone, follicle-stimulating hormone, and luteinizing hormone. Clin Ther . 1988;10(5):585-588.

[11] Magnesium effect on testosterone–SHBG association studied by a novel molecular chromatography approach

L. Excoffona, Y.C. Guillaume, a, , M.C. Woronoff-Lemsia and C. Andréa

[12] Effect of Lepidium meyenii (Maca), a root with aphrodisiac and

fertility-enhancing properties, on serum reproductive hormone

levels in adult healthy men

G F Gonzales, A Córdova, K Vega, A Chung, A Villena and C Góñez

[13] Lepidium meyenii (Maca) does not exert direct androgenic activities.

Bogani P, Simonini F, Iriti M, Rossoni M, Faoro F, Poletti A, Visioli F.

9.9

Alcohol y testosterona

Bien, sé que lo estaba esperando y probablemente esto va a ser doloroso para todos, así que lo haré lo más corto posible.

El alcohol suele ser uno de nuestros mejores amigos, pero nuestra celosa testosterona no gusta de esas compañías tanto como nosotros.

Demasiado alcohol significa baja testosterona y cortisol elevado[1] eso es un hecho, así que no hemos tenido suerte. Las borracheras en exceso (típicas de atiborrarse en fin de semana) o el alcoholismo crónico debemos descartarlo en nuestros esfuerzos.

Sin embargo hay algunos estudios que han visto incrementada la testosterona en hombres que consumían **BAJAS** dosis de alcohol[2]. He puesto en mayúsculas lo de "bajas" si se fija.

Dentro del alcohol, la cerveza debería ir fuera la primera, sé que probablemente no lo hará, pero debería. Al menos minimícela y no se tome tres diarias.

Le puedo ver buscando su arma y cargándola para dispararme pero, por favor, no mate al mensajero. El lúpulo, principal ingrediente en la cerveza, es un alimento altamente estrogénico.

Además la cerveza es principalmente alcohol y derivado encima de un cereal, lo que significa mucha azúcar, lo que significa insulina, que junto con el lúpulo implica baja testosterona y elevados estrógenos…

En moderación, como todo en esta vida, no nos saboteará, especialmente si comemos bien, descansamos y nos movemos, pero no es la mejor combinación.

De hecho, es posible que queramos empezar a cambiarnos al vino tinto.

Dije que iba a ser breve y lo cumpliré. A este respecto, como en los demás, haga lo que desee, yo no he dejado totalmente la cerveza, la tomo eventualmente (aunque muy poca) y sé que no me afectará si la mayoría del tiempo cuido el resto de cosas.

Estudios referenciados en este capítulo

[1] EFFECTS OF ACUTE ALCOHOL INTOXICATION ON PITUITARY-GONADAL AXIS HORMONES, PITUITARY-ADRENAL AXIS HORMONES, {beta}-ENDORPHIN AND PROLACTIN IN HUMAN ADULTS OF BOTH SEXES - Frias et al. 37 (2): 169 - Alcohol and Alcoholism. Alcalc.oxfordjournals.org. doi:10.1093/alcalc/37.2.169. Retrieved 2009-10-15.

[2] Testosterone Increases in Men After a Low Dose of Alcohol

Taisto Sarkola, C. J. Peter Eriksson

9.10

La guinda del pastel

Le voy a contar algo. Cambié mi dieta para que fuera como la que hemos visto, estaba inmerso en un cambio total de estilo de vida, obteniendo descanso, siendo inteligente con la cantidad y tipo de ejercicio, mirando más el alcohol, etc. y empecé a ver buenos resultados, en serio, pero no los que realmente deseaba.

Quería mi energía de vuelta, quería mi concentración, mi motivación, mi impulso vital y quería más erecciones matutinas que, bueno, empezaron a volver pero tampoco iban a ganar premios. Notaba que estaba mejorando bastante, pero también que algo se me escapaba, estaba seguro. Podía sentir que me quedaba un botón más que pulsar y que no había descubierto todavía.

Entonces ocurrió, casi por *"casualidad"*, como lo hacen muchas cosas importantes en la vida. Tras dos o tres semanas de hacer ese pequeño cambio, todo puso el turbo rumbo a las estrellas.

Al contrario que en el resto de estas páginas, no estoy diciendo que esto vaya a ser una verdad científica probada por muchos estudios, desafortunadamente le puedo asegurar que todo alrededor de este tema es tan oscuro y sospechoso que, en mi opinión, ya resulta un signo de advertencia importante para empezar.

Un día tropecé con un foro de Internet mientras investigaba sobre la testosterona, y un tipo allí hablaba de sus problemas en la cama y... el Aspartamo.

Sí, el aspartamo, el edulcorante artificial que sustituye al azúcar y está presente en cada refresco "light" y muchas otras cosas que compramos, como productos "bajos en grasa" y otros alimentos que no son ni alimentos de verdad.

Algunos tipos más se unieron a la conversación en ese foro y comentaron también sobre sus experiencias con el aspartamo y como afectó a su masculinidad.

Ya se sabe, un foro de Internet no es exactamente la fuente de información más precisa del mundo, así que decidí meterme más a fondo en la materia para ver si había alguna prueba científica sobre el tema. Quería ver con mis propios ojos y pensar por mí mismo, como en cada punto de este material.

Y lo hice principalmente porque bebía religiosamente dos botes de refresco de cola "light" al día desde los últimos dos o tres años, y cada dos por tres estaba masticando compulsivamente chicle sin azúcar desde que podía recordar. Siempre tenía uno en la boca, esos eran mis pequeños placeres dulces y pensaba que nada estaba mal porque los refrescos eran tan calóricos como el agua y lo otro un simple chicle.

Conforme fui investigando, otra palabra impronunciable se incorporó a mi diccionario: excitotoxinas.

Básicamente son toxinas que excitan nuestras células nerviosas tanto que al final mueren. Cosas como el glutamato (potenciador del sabor en muchos alimentos procesados) o el aspartato (presente en, oh sorpresa, el aspartamo) hacen eso.

Si vas a los estudios muchos de ellos concluyen que el aspartamo es seguro, bueno, mejor dicho, el aspartamo no es seguro, es una toxina, pero nuestras dosis "normales" diarias no parecen hacernos mucho daño.

De hecho hace tiempo la controversia prendió Internet cuando surgieron voces que decían que el aspartamo era un veneno, algo que fue calificado de falso, pero ese rumor hizo tanto ruido que un nuevo estudio zanjó la cuestión.

Su conclusión fue que, incluso elevadas dosis de aspartamo, resultaban seguras.[1]

Esto estaba empezando a ser confuso, pero parecía que no había razón para preocuparse, entonces leí esto al final de la nota de prensa sobre el estudio que acabo de citar.

"El estudio fue realizado en el CRC del MIT CRC. Los electroencefalogramas fueron hechos en el centro médico Beth Israel de Boston. Este trabajo ha sido patrocinado por una beca de Nutrasweet Co. al Centro para las Ciencias del Cerebro y el Metabolism Charitable Trust."

Un momento, ¿Nutrasweet? No soy americano así que de primeras no reconocí el nombre, pero no sonaba muy independiente, luego comprobé que Nutrasweet comercializa Aspartame, pero bueno, uno no pude dudar de la ética en los negocios de una mega-corporación ¿verdad?

Uno de los puntos principales en defensa del Aspartamo es que existe una cosa llamada barrera sanguínea que protege a nuestro querido cerebro del exceso de neurotoxinas como el aspartato y el glutamato. Si consiguieran pasar, son capaces de matar a ciertas neuronas, permitiendo demasiado calcio en las células pero, **supuestamente**, no pasan.

Así que comemos toxinas, pero nuestro cerebro está protegido porque ya dispuso un mecanismo de barrera. Vale, eso es cierto (al menos hasta un punto), porque nuestros cuerpos son sabios incluso cuando nosotros somos idiotas, pero echemos un vistazo a lo siguiente.

Los niños pequeños no tienen totalmente desarrollada la barrera sanguínea (al menos ponen avisos en los chicles y alimentos sin azúcar respecto a no darlos a los niños, eso sí, en letra muy pequeña), algunas condiciones pueden dañar esa barrera sanguínea (mmmmh, esto empieza a no sonar bien), algunos médicos también aseguran además que dicha barrera no protege contra todo el glutamato y aspartato (vaya, no puedo corroborar si esto es del todo cierto, pero huele cada vez peor) y, sobre todo, una cosa que sí sabemos a ciencia cierta, porque todo libro de anatomía te lo puede decir, es que **no todas las partes del cerebro están protegidas por la barrera sanguínea.**

¿Qué partes?

1) El Area Postrema, una zona hecha para detectar toxinas y enviar la señal de: *"vomita que estás tomando veneno"*. Esta parte es lógica, no vas a querer dejar la alarma detrás de la barrera porque tiene que entrar en contacto con la toxina para poder funcionar, así que esto es aceptable.

2) La glándula pineal, que necesita segregar y enviar a la sangre hormonas que influencian nuestros ritmos circadianos (ya sabe, los ciclos de dormir / estar despierto). Esto ya no es tan tranquilizador, un buen sueño significa buena testosterona.

3) La glándula pituitaria posterior, porque sus hormonas deben también alcanzar la corriente sanguínea (un minuto, algunas cosas empiezan a hacer conexión y sonarme, oigo los oxidados engranajes de mi cerebro moviéndose).

4) La eminencia media del hipotálamo, que es el enlace entre el hipotálamo y la glándula pituitaria. De nuevo esta parte no está protegida porque las hormonas segregadas por la glándula pituitaria se reúnen ahí antes de marchar hacia la corriente sanguínea.

Uno lee esto y sus neuronas somnolientas empiezan a iluminarse como un árbol de Navidad, porque recordamos algo que dijimos al principio... **El hipotálamo es el que da la orden de crear la testosterona y luego esa orden va a la glándula pituitaria.**

El hipotálamo pasa las hormonas iniciales a la pituitaria para que el ciclo de creación de la testosterona comience. Puede leer la parte de cómo se hace la testosterona de nuevo si precisa recordarlo.

De modo que el mecanismo esencial de la creación de la testosterona y las partes involucradas del cerebro **no están protegidas por la barrera sanguínea**. Con lo que es razonable pensar que el aspartamo se mete directamente con el comandante en jefe de nuestra hombría.

Fui más al fondo y el aspartamo hace cosas verdaderamente desagradables, como metanol (es decir, alcohol metílico o alcohol de madera) cuando lo ingerimos, eso sólo ya es razón para darle la patada, pero quería saber cómo se relacionaba específicamente con la testosterona, porque es cierto que es una neurotoxina (eso nadie lo niega) y preciosas partes del cerebro relacionadas con la testosterona no están protegidas contra ella.

¿Eran mis sospechas ciertas?

Hay todavía pocos estudios concretos al respecto, pero encontré uno sobre ratas y aspartamo, la conclusión era que las glándulas pituitarias y los hipotálamos quedaban hechos polvo gracias a la sustancia, de modo que la producción de testosterona fue desastrosa, porque el mecanismo responsable de la misma (el circuito de las hormonas LH etc) se fue al infierno.[2]

Las ratas del estudio estaban en una etapa pre-pubescente (se estaban convirtiendo en adultas) y cito textualmente al estudio.

"Los aspectos degenerativos del cerebro y la pituitaria observados en las ratas tratadas con aspartamo sugiere que es razonable asumir que la misma relación en infantes casi adultos sería cierta para el consumo de Aspartamo en humanos, especialmente en niños en periodo pre-pubertad".

Así que hay evidencia científica de que el aspartamo no es tan inofensivo para nuestra querida hormona, y yo no estaba equivocado en mis sospechas iniciales sobre la toxina metiéndose con la fuente del mecanismo de creación de la testosterona.

Unas tres semanas después de dejar el aspartamo totalmente mis resultados se multiplicaron. Mi humor, mi impulso, mi concentración y mis erecciones matinales se multiplicaron de nuevo, propulsados por la ausencia de excitotoxinas.

Estaba consumiendo una buena dosis de aspartamo durante años (de hecho notaba a veces otros efectos secundarios, como constante sabor dulce en la boca, que alteraba incluso cómo sabían otros alimentos, pero nunca le di demasiada importancia).

Si usted no toma aspartamo, ha sido más inteligente que yo, enhorabuena. Si lo toma, le recomiendo que lo deje ya mismo.

Igualmente ocurre con el glutamato, que se le echa a alimentos procesados, con lo que mi regla es no comprar nada que lo contenga y reducir al máximo los alimentos con aditivos artificiales.

Estudios referenciados en este capítulo

[1] Aspartame: neuropsychologic and neurophysiologic evaluation of acute and chronic effects. PA Spiers, L Sabounjian, A Reiner, DK Myers, J Wurtman and DL Schomer

[2] ULTRASTRUCTURAL ASPECTS CONCERNING THE HYPOTHALAMUS-PITUITARY COMPLEX REACTIVITY FOLLOWING CHRONIC ADMINISTRATION OF ASPARTAME IN JUVENILE RATS. Constantin PUICĂ, Constantin CRĂCIUN, Mircea RUSU, Mihai CRISTESCU, Maria BORSA, Ioana ROMAN. Biological Research Institute, Cluj-Napoca. Babes-Bolyai University, Electron Microscopy Center, Cluj-Napoca. University of Agricultural Sciences and Veterinary Medicine Cluj-Napoca

10

Frente de ataque 3. Estilo de vida

Si queremos sanos niveles de testosterona debemos estar en nuestro peso ideal, pero eso no basta, tenemos que estar en forma e incluso generar un poco más de músculo.

No es una sorpresa ¿verdad? Si queremos ser como esos cazadores-guerreros, debemos parecernos a uno de ellos. Y la mejor manera de parecerse a algo es (oh, sorpresa) **convirtiéndose en ese algo.**

Eso significa adoptar el mismo estilo de vida, y el estilo de vida de un guerrero no incluía mirar una pantalla de ordenador todo el día con una mano metida en la bolsa de Doritos.

Un guerrero tiene una vida activa, un guerrero está listo y preparado para una batalla.

Como este estudio aclara, si estamos demasiado delgados o podemos dibujar el mapa del mundo en nuestras barrigas, tenemos altas probabilidades de que nuestra testosterona esté baja[1].

Permanecer en un peso ideal y algunos tipos de entrenamiento y ejercicio aumentarán nuestra testosterona como veremos, mientras que comer los alimentos equivocados y estar atrapado en el sofá contribuye a nuestra castración.

Así que lo primero que tenemos que saber es que habremos de estar en forma, cosa que estoy seguro de que no le sorprende demasiado, pero antes de saltar a la cinta de correr, por favor siga leyendo, porque es posible que se lleve algunas sorpresas, porque alguno de ese ejercicio que nos han dicho que es "*sano*", puede poner en peligro nuestros niveles de hormona.

Estudios referenciados en este capítulo

[1] Mood changes, body mass index and bioavailable testosterone in healthy men: results of the Androx Vienna Municipality Study. Kratzik CW, Schatzl G, Lackner JE, Lunglmayr G, Brandstätter N, Rücklinger E, Huber J.

10.1

El tipo de actividad física que aumenta la testosterona

Si queremos nuestra testosterona de vuelta tenemos que movernos, lo que significa ejercicio, pero pare un momento de atarse las zapatillas de correr y lea un poco más, porque el ejercicio sobre el que probablemente está pensando no le va a devolver la testosterona, al contrario.

Correr sin parar reducirá su testosterona[1], los corredores de larga distancia muestran niveles significativamente más bajos de Testosterona y hay más estudios al respecto como éste[2]. Desde aquí puedo ver un suspiro de alivio en muchos que, como yo, encuentran la cinta de correr aburrida.

Queremos perder grasa corporal porque, como hemos visto, afecta negativamente a nuestra testosterona, así que el "cardio" tradicional o correr sin parar no es la forma óptima de hacerlo, como puede comprobar en este estudio[3].

Y esa es una referencia a uno solo de los incontables estudios que muestran lo mismo. Correr sin parar puede resultar en la destrucción de nuestras articulaciones y reducirá la testosterona antes de que quiera tocar la grasa.

Si queremos perder grasa corporal debemos entender que **la dieta y el equilibrio hormonal tendrán mucho más impacto que el ejercicio** y, sobre todo, mucho más impacto que el "cardio" tradicional (correr, hacer bicicleta, etc).

Hay un mito que se niega a morir, que si quieres perder grasa has de correr suficiente tiempo.

Para una persona como yo (unos 70 kgs) veinte minutos de jogging pueden quemar alrededor de unas 130 kcal. ¿Sabe qué? Puedo recuperar eso con una simple galleta de chocolate. Así que, si quiero perder grasa con "cardio" tradicional, voy a tener que correr hasta que todo el mundo a mi alrededor se encuentre hablando en chino.

Entonces, ¿qué clase de ejercicio aumentará la hormona?

Bueno, esta no es una cuestión fácil, estudios han mostrado que el ejercicio de pesas aumenta la testosterona[4] eso sí, cuando se realiza de cierta manera (levantas pesas pesadas y el ejercicio es intenso). Ese es el tipo de ejercicio que provoca mayor construcción muscular, debido también a la presencia de una testosterona más elevada.

Así que la cuestión es levantar cosas pesadas (pero no extremadamente pesadas) y, sobre todo, vamos a querer largos periodos de recuperación y descanso, porque **el sobreentrenamiento va a causar bajos niveles de testosterona y niveles más elevados de cortisol**. Sí, los periodos de descanso van a ser tan críticos como los de actividad.

Así pues, el ejercicio que buscamos se trata de entrenamiento con pesas, pero no demasiado a menudo y con largos periodos de descanso. No suena mal y además hará maravillas por nuestra apariencia física, densidad ósea y envejecimiento (ralentizándolo, obviamente).

Como muchos problemas con la testosterona se manifiestan con el tiempo, es muy probable que gran parte de los que leen esto sean hombres de mediana edad. El entrenamiento con pesas quitará años de la apariencia física y mejorará enormemente la postura.

No soy un experto en deportes ni un modelo a seguir, ni de lejos. Personalmente practico Artes Marciales Mixtas (como afición y sin ninguna aspiración de competir). Además, hago ejercicio de pesas dos o tres veces a la semana (una sesión breve de movimientos compuestos que involucran a muchos músculos), pero no quiero ser un culturista y, aparte de eso, los ejercicios son complementarios de mi actividad deportiva, aportando fuerza y condicionamiento.

En cuanto lo combiné con la dieta me empezaron a proporcionar mucho mejor aspecto físico, créame.

Aparte de eso hago, una o dos veces por semana, entrenamientos de alta intensidad por intervalos, lo cual es útil también para mi práctica deportiva para ganar "cardio" y condicionamiento físico sin necesidad de machacarme las rodillas corriendo.

Y en su caso, si quiere perder centímetros de cintura, el "cardio tradicional" no es la forma más óptima, busque en Internet y aprenda más sobre el concepto "entrenamiento de alta intensidad por intervalos".

El ejercicio breve, intenso e infrecuente (como esprintar) con largos periodos de recuperación (que dependerán de su edad, condición, etc.) son la mejor forma de ejercicio para nuestros propósitos.

¿Quiere lo mejor de lo mejor? No me canso de recomendar el libro *"Body by science"* (en inglés) por Doug McGuff. Cómprelo, siga lo que allí dice y estará optimizando todo, pues está basado en lo que mejor funciona de acuerdo a la ciencia.

Mi consejo es pues:

1) Una actividad física que le guste, que se tome como un juego y le ayude a desestresarse, para hacer dos o tres veces por semana. La mayor ventaja que le proporcionará será la reducción de cortisol y el aumento de endorfinas. No hará mucho por su cuerpo si no tiene una dieta correcta, pero no es ese el objetivo principal de escoger una actividad deportiva que le guste.

En mi caso son las artes marciales, en el suyo puede ser tenis, fútbol, puede ser incluso correr si le encanta, simplemente no lo haga en exceso.

2) Entrenamiento con pesas de todo el cuerpo. Dos o tres veces por semana máximo. Si no lee *"Body by science"*, no pasa nada, hay millones de rutinas de ejercicio por ahí. Simplemente, busque de manera crítica y céntrese en movimientos compuestos en los que actúen muchos músculos, como sentadillas, dominadas, etc.

3) Si quiere, complemente con una sesión semanal, o dos, de entrenamiento de alta intensidad por intervalos.

Busque en Internet el concepto y, si lo desea, busque por ejemplo "intervalos de Tabata", son 4 minutos de ejercicio, pero eso sí, intenso como pocos.

Estudios referenciados en este capítulo

[1] Reduced Serum Testosterone and Prolactin Levels in Male Distance Runners

Garry D. Wheeler, MS; Stephen R. Wall, MA; Angelo N. Belcastro, PhD;David C. Cumming, MB, ChB

[2] Testosterone Is Significantly Reduced in Endurance Athletes without Impact on Bone Mineral Density

L. Maïmouna,b, S. Lumbrosoc, J. Manettad, F. Parisc, J.L. Lerouxe, C. Sultanc

[3] King, J., Panton, L., Broeder, C., Browder, K., Quindry, J., & Rhea, L. (2001). A comparison of high intensity vs. low intensity exercise on body composition in overweight women. Medicine and Science in Sports & Exercise, 33, A2421

[4] Loebel, C.C., and W.J. Kraemer. A brief review: Testosterone and resistance training in men. J.Strength and Cond.Res. 12(1):57-63. 1998

11

Frente de ataque 4. La mentalidad

Hemos visto descanso, dieta y estilo de vida. Ahora prepárese, entramos en una de los aspectos más fascinantes sobre la testosterona.

Hay una conexión directa y probada entre mente y testosterona, que va más allá de la relación con el estrés y el cortisol.

Sí, algunos otros enlaces psicológicos han sido estudiados y verificados científicamente, y no tiene nada que ver con visualizarse a usted mismo siendo todo un machote o alguna tontería similar, típica de la autoayuda más trasnochada.

Vamos a ver una compleja relación entre nuestros mecanismos psicológicos y la hormona, pero se pueden resumir en una sola frase:

Sea un líder y tendrá más testosterona.

Uno tiende a pensar que los líderes o *"machos alfa"* de una manada son los que tienen más testosterona de manera natural, y a veces es verdad. Pero lo importante y lo que se ha demostrado, es que esta es una calle de dos direcciones, lo que significa que **si desarrollamos rasgos de liderazgo nuestra testosterona subirá de manera análoga.**

Tenemos que tener una cosa en cuenta, los tiempos han cambiado, ya no llegamos a ser dominantes en la "tribu" golpeando a todo el mundo con un palo enorme, hasta que nos reconocen como su rey, pero podemos trabajar otras características que no signifiquen la cárcel y nos darán una vida más satisfactoria de paso.

De hecho, hoy día, **ser líder se consigue a través de la inteligencia social y el carisma, no de la fuerza.**

Vamos a ver qué atributos debemos desarrollar para optimizar la testosterona.

Rasgo 1.- Esté en compañía de mujeres atractivas

Si hay chicas guapas alrededor nuestro, la testosterona sube[1], pero cuidado, porque, será más proclive a tomar riesgos físicos.

Otra advertencia, seremos más tontos cuando hablemos con ellas.

El psicólogo Dr George Fieldman, miembro de la Sociedad Psicológica Británica, dice que esto refleja el hecho de que los hombres estamos programados para pensar maneras de pasar nuestros genes a la siguiente generación así que (cito):

"Cuando un hombre conoce a una mujer guapa, se convierte en lo que llamamos, alguien enfocado reproductivamente" dos palabras muy elegantes para decir lo que se imagina.

Cuando haya mujeres que consideremos atractivas a nuestro alrededor nos llevará más tiempo resolver problemas y hacer tareas de tipo intelectual.

Rasgo 2 - Gane

Los estudios han mostrado que en actividades deportivas como judo[2], lucha[3] o tenis[4], los ganadores mostraron una testosterona aumentada, mientras que los perdedores la tenían reducida.

Ganar es bueno para la testosterona.

Aguante conmigo un poco en la explicación y encontrará hechos muy interesantes que podemos usar para optimizar la hormona (e impedir que se reduzca).

En esas competiciones estudiadas los individuos con alta testosterona previa eran más dados a ganar (al final, más testosterona implica más capacidades atléticas, así que eso no debe sorprendernos) y todo el mundo experimentaba niveles incrementados de la hormona antes de la competición. Esta es, de nuevo, una respuesta normal, si vas a competir tu cuerpo incrementa la testosterona.

Y aquí viene el hecho más fascinante, aquellos que tenían una mejor imagen de sí mismos (es decir, los que pensaban que habían ganado porque eran buenos y no porque el arbitró ayudó o el otro tipo resbaló en una piel de plátano), experimentaron niveles más elevados y mantuvieron la testosterona más alta durante la temporada y previamente a otros partidos o combates.

Esto nos da otra pieza del fascinante puzzle.

Si tiene una alta autoestima y usted cree que es bueno, su testosterona será más elevada.

Mientras que si no cree en usted y piensa que su victoria fue por casualidad, o que no la repetirá en el próximo encuentro, su testosterona será más baja.

Resumiremos esto fácilmente, pero he aquí otro término elegante que gustan de usar los estudiosos de estos temas: "motivación implícita de poder."

La motivación implícita de poder es *"la disposición inconsciente a la experiencia de tener un impacto en otros como recompensa"*.

En términos sencillos, significa que usted se siente bien y recompensado si lo que hace tiene influencia en otros, "dominándolos" principalmente.

Hay dos clases de motivación de poder: personalizada y socializada.

Los individuos con una alta motivación implícita personalizada reciben recompensa cuando ejercen directamente su dominio sobre otros (ejemplo: usted es el judoka o luchador del estudio y gana, aseverando su dominio directamente sobre el otro tipo, que grita de dolor en el suelo mientras usted sonríe para sus adentros).

Por otro lado están los que tienen una alta motivación de poder socializada.

Estos reciben mayor recompensa al ejercer un dominio mediante medios sociales. Ejemplo: una estrella del rock influencia a mucha gente, la mayoría de manera indirecta y sin ni siquiera conocerles nunca. Lo consigue a través de su talento y su arte, en vez de hacer que todo el mundo se rinda personalmente mediante llaves de judo, uno a uno.

Bien, esto es interesante, pero ¿por qué es importante para nuestros objetivos?

Porque de acuerdo a los fascinantes estudios de Oliver Schulteiss[5], aquellos que tienen una elevada motivación de poder personalizada (es decir, aquellos que son competitivos y les gusta ejercer su dominio directamente sobre otros) incrementan su testosterona cuando ganan algo (y de paso aprenden más sobre la actividad, de modo que la siguiente vez rinden mejor).

Mientras tanto, las personas con una alta motivación de poder de tipo socializado (el arquetipo de artista), no ven mucho efecto en su testosterona cuando ganan (ni aprenden mejor para la próxima vez)

Esto significa que tanto su autoimagen, como su personalidad influencian sus niveles de testosterona.

Tendrá más nivel de hormona si cree en usted mismo y, también, si es de esos a los que les gusta competir y gana en lo que hace.

Esto plantea una duda.

¿Qué hago si soy uno de esos tipos afables que no golpea a otros por diversión o no conduce coches como en "*Fast & Furious*"?

Realmente no importa al parecer, porque, sorprendentemente, **ganar incluso un inocente y calmado juego de ajedrez incrementa la testosterona**[6], así que no tiene que dejar sus clases de taxidermia por el boxeo. Ganar y tener influencia es un modo de vida y de ser, que se aplica a prácticamente todo.

Lo que es más importante, ni siquiera tiene que ganar usted mismo, **los fans del equipo ganador de un partido ven incrementada su testosterona**[7].

¿Y adivina lo que les ocurre a los seguidores del equipo perdedor? Efectivamente, experimentan niveles más bajos de hormona tras la derrota de su equipo.

Un consejo rápido, si quiere ganar más a menudo, utilice la ventaja de "jugar en casa", todo el mundo sabe que hay alguna clase de ventaja cuando juegas en campo propio.

Y no es un misterio sin resolver, está relacionado con **la territorialidad y cómo ésta incrementa la testosterona**[8], porque los equipos que juegan en casa tienen niveles más elevados que los que juegan fuera. Yendo un paso más allá, se ha demostrado también que esos niveles suben todavía más cuando jugamos con esos rivales especialmente odiados, que con aquellos contrincantes que nos caen mejor o son indiferentes[9].

Estos estudios sobre mente, ganar, perder y testosterona refuerzan un campo importante que trata de psicología y estatus en un grupo, algo que conecta con el siguiente punto en nuestra gesta.

Rasgo 3.- Tener un estatus social elevado

Esto no significa necesariamente que tenga que convertirse en el presidente del país, pero los humanos estamos hechos para vivir en grupos y siempre existe una jerarquía implícita en todo grupo, siempre, con líderes y seguidores.

Es inevitable y no es negativo, los humanos somos lo que somos, seres sociales y jerárquicos. Alguien va a ser siempre el que habla más en el grupo, el que decide a menudo dónde ir o qué hacer, mientras que algunos otros siempre serán seguidores, hablarán menos y reirán las bromas de los demás.

Cuando usted está en un grupo y lo lidera (decidiendo qué hacer este fin de semana, por ejemplo) está aseverando su dominio directamente, tendrá un estatus social elevado y eso viene con algunas interesantes consecuencias.

De acuerdo a los trabajos Newman, Sellers y otros[10] los individuos con elevada testosterona son más sensibles a los cambios de estatus social que aquellos con niveles más bajos (es decir, los individuos con alta testosterona se preocupan por su estatus y a los que no la tienen tan alta no les importa tanto).

Cuando las personas con elevada testosterona ven que su estatus social es reconocido, ganan más testosterona como hemos visto (es un constante mecanismo de "feedback") pero si son "degradados" a un estatus social inferior rinden peor en tests cognitivos.

Esto significa que si usted tiene elevada testosterona pero está en un grupo donde no es líder (por ejemplo se unió a una clase de artes marciales en el gimnasio y es el que menos conocimiento tiene del grupo, o realiza un test donde claramente es el menos preparado de dicho grupo) su elevada testosterona es un problema y rendirá peor en las tareas que aquellos con baja testosterona.

Conclusión práctica: **el bajo estatus en un grupo no es bueno, especialmente si tenemos altos niveles de hormona.**

Otro punto interesante es que cuando a los individuos se les da la oportunidad de mejorar significativamente su estatus a través de un test cognitivo, aquellos con alta testosterona rinden mejor. En este caso la testosterona ayuda porque hay una gran oportunidad de ascender de nuevo y convertirse en líder.

Vamos a resumir todo esto de nuevo.

1) Con elevada testosterona será más proclive a ser líder, pero también estará más sensibilizado con su estatus social.

2) Si por alguna razón pierde el rango o está en un grupo donde no es líder, rendirá peor y será

generalmente más tonto y más patoso, excepto en aquellos desafíos que nos permitan recobrar el estatus de nuevo.

Esto está muy bien, debe pensar usted, porque eso le pasa a gente con la testosterona elevada, pero quizá no sepa cómo se aplica a usted y no le encuentra mucha utilidad.

Error, mi querido amigo.

Si piensa eso, piense de nuevo, porque quizá ahora tenga la testosterona baja, pero la incrementará si sigue lo indicado aquí, así que se volverá más sensible a las implicaciones psicológicas que hemos desarrollado en esta sección.

Eso significa que cuando comience a incrementar su testosterona, su bienestar (físico y psicológico) comenzará a darle mejor imagen de usted y más optimismo (se lo puedo asegurar personalmente). Se sentirá más capaz de hacer cosas, empezará más proyectos debido a la motivación y alcanzará más metas gracias al aumentado empuje, además de que también tomará más riesgos.

Si con eso colecciona algunas victorias por el camino, estará activando los mecanismos psicológicos que nos compensan con más testosterona todavía.

Más temprano que tarde empezará a verse afectado por esto, así que esto sí se aplica a usted.

Como dice Allan Mazur (uno de los científicos líderes en este campo):

"La testosterona no sólo afecta a la conducta, sino que también responde a ella".

Así pues, sus niveles de testosterona dependen también de cómo piense y se comporte.

Sea un líder, crea en usted, tome decisiones, arriesgue más (no su casa, pero quizá sí a hablar con esa bonita chica rubia).

Me da igual que no esté aún en ese punto, como dicen los americanos debe: *"fingirlo hasta que lo consiga".*

Eche un vistazo a este estudio[11]: incluso **el hecho inocente de adquirir una "pose de poder" incrementará su testosterona** y no estoy bromeando.

Si posa como Darth Vader, erguido, manos en el cinturón y como si fuera el rey del universo por algunos breves momentos, sus niveles de testosterona aumentarán, aunque en realidad sea el mayor cobardica del mundo.

De hecho, incluso sostener un arma en la mano puede incrementar la testosterona[12].

Este es un fenómeno natural y bien conocido en psicología que se llama *"embodiment"*, donde se estudia cómo afecta a nuestra mente lo que hacemos con nuestro cuerpo.

Por ejemplo, **si sonríe unos momentos se empezará a sentir mejor**, incluso si es un asco de día o ni siquiera es su objetivo sentirse mejor. Lo mismo se aplica aquí, si pone a su cuerpo en varias posiciones está disparando cambios mentales y corporales que hacen que *"fingir hasta que lo consigamos"* sea una gran verdad.

Como ve, no todo es pura biología. Nuestra mente, creencias, acciones, psicología y estatus social influencian nuestra testosterona.

Pienso que este es uno de los capítulos más importantes, por eso quiero que lo considere bien, en mí ha marcado la diferencia.

Cómo aplicarlo en la práctica

1) Empiece a ser un buen líder en sus círculos sociales.

Tome la iniciativa y proponga cosas. Entienda que un líder inspira a la gente, haciéndola sentir bien, de modo que quieren orbitar naturalmente alrededor de usted, porque disfrutan esos momentos.

Nunca se es líder mediante la coerción y el abuso.

2) Crea en usted.

3) Gane.

Para acostumbrarse a la sensación, empiece poniéndose metas pequeñas, así verá un éxito fácil y se montará en una ola que le llevará a cosas cada vez mayores, porque el éxito engendra éxito.

4) No deje que otros le empujen o le pisen.

Esto es importante porque si lo permite se reducirá su testosterona.

5) Eche un vistazo a su lenguaje corporal y mejórelo.

Recuerde lo de las posturas, no se encorve y no se esconda.

Y no se preocupe si está aún en la casilla de inicio, finja y pronto lo conseguirá.

Estudios referenciados en este capítulo

[1] The Presence of an Attractive Woman Elevates Testosterone and Physical Risk Taking in Young Men. Richard Ronay and William von Hippel

[2] Effects of competition and its outcome on serum testosterone, cortisol and prolactin. Suay F, Salvador A, González-Bono E, Sanchís C, Martínez M, Martínez-Sanchis S, Simón VM, Montoro JB.

[3] Serum cortisol, testosterone, and testosterone-binding globulin responses to competitive fighting in human males. Elias, Michael. Aggressive Behavior, Vol 7(3), 1981, 215-224.

[4] Testosterone, and winning and losing in human competition. Booth A, Shelley G, Mazur A, Tharp G, Kittok R.

[5] Schultheiss OC, Rohde W. Implicit power motivation predicts men's testosterone changes and implicit learning in a contest situation. Horm Behav. 2002 Mar;41(2):195-202.

[6] Testosterone and Chess Competition. Allan Mazur, Alan Booth and James M. Dabbs Jr. Social Psychology Quarterly

[7] Testosterone changes during vicarious experiences of winning and losing among fans at

sporting events. Paul C. Bernhardt, James M. Dabbs Jr, Julie A. Fielden and Candice D. Lutter

[8] Primal Urge to Protect Home Turf Might Be a Factor When Athletes Play Home Games. By Miranda Hitti

[9] Testosterone, territoriality, and the 'home advantage'

Nick Neave, and Sandy Wolfson

[10] Newman ML, Sellers JG, Josephs RA. Testosterone, cognition, and social status. Horm Behav. 2005 Feb;47(2):205-11. Epub 2004 Dec 19

[11] Brief Nonverbal Displays Affect Neuroendocrine Levels and Risk Tolerance. Dana R. Carney, Amy J.C. Cuddy and Andy J. Yap

[12] Guns, Testosterone, and Aggression. An Experimental Test of a Mediational Hypothesis. Jennifer Klinesmith, Tim Kasser and Francis T. McAndrew

12

El plan de acción para empezar hoy

Es probable que no necesite este plan y eso estaría muy bien. Cuando yo empecé decidí hacerlo a toda velocidad, por eso fui a comprar, empecé a meditar, me preparé buena comida, dormí bien mi primer día y procuré seguir por ese camino a la mañana siguiente.

También es posible que usted ya haya pensado cómo quiere ir introduciendo los cambios necesarios que ha leído aquí. Si es así, genial, siga su instinto.

Pero si quiere ideas o simplemente necesita un plan concreto para poner en marcha lo visto (al fin y al cabo todos los humanos necesitamos estructura), entonces puede empezar su viaje con este plan diario.

Recuerde, esto no son las tablas de la ley escritas en piedra, adáptelas, sígalas, coja lo que desee o ignórelo si tiene un plan mejor, como siempre, la premisa aquí es pensar por uno mismo.

Día 1.- Soltar lastre

El primer día nos lo vamos a tomar con calma, queremos empezar con buen pie y cumplir hoy sólo dos cosas. Si las conseguimos, **ya estaremos teniendo éxito.**

Oscar Wilde decía que él podía soportarlo todo, excepto la tentación. Y tiene razón. La forma más efectiva de vencerla no es enfrentándola y resistiendo con fuerza de voluntad, eso lo dejamos para los héroes. **Lo mejor es no exponerse a ella.**

Recuerdo hace tiempo que dejé de comprar Doritos, aperitivos y otra comida basura, simplemente no la tenía en casa y así dejé de comerla y, en poco tiempo, dejó de apetecerme.

Pero si por lo que sea la compraba y la tenía cerca, entonces me la comía.

Así que, en nuestro primer día, lo que vamos a hacer es soltar lastre y quitar la comida basura y los dulces de casa.

Y a partir de ahora, no comprar nunca más.

A mí me educaron en que no hay que tirar la comida y reconozco que esa programación es poderosa, así que, si quiere déle lo que tenga a otra persona y si no, afrontémoslo, eso ni siquiera es comida.

Lo ideal es que empezara hoy a ingerir alimentos algo mejores, pero el día de la compra lo dejamos, si quiere, para mañana. Simplemente no aderece sus comidas con dulces, refrescos o picoteo entre horas.

Lo segundo a hacer hoy es **empezar a ordenar el sueño y el descanso.**

Para ello:

1) Calcule a qué hora le hace falta acostarse para tener suficientes horas de sueño, siete mínimo y ocho idealmente, aunque esto va con la persona.

2) Cuando vaya llegando la hora, recuerde lo que hemos visto en el libro para tener un sueño reparador. Tomarse una infusión, apagar televisión una hora antes, desenchufar todo lo electrónico, nada de móviles y tablets en la cama…

3) Sólo en casos graves en los que, habitualmente no pueda dormir, podría tomar algo para ello, como melatonina, pero no soy un gran fan de hacer esto excepto en ocasiones puntuales.

Y ya está, con hacer esas dos cosas hoy hemos iniciado nuestro viaje con el mejor pie posible.

Día 2.- Bajar a comprar

Hoy es el día en el que empezamos a cambiar la pirámide alimentaria. En vez de tener en la base a los cereales y el azúcar, vamos a poner a los vegetales, la carne y el pescado.

Así que toca bajar a comprar y olvidarse de comidas preparadas, aditivos por todas partes y, en general, cosas que vengan en bolsas y cajas.

Mi humilde consejo es que **no se emocione demasiado y cargue su nevera hasta arriba**, es más efectivo empezar en pequeño.

Piense sus platos favoritos de entre todo lo que ha leído sobre la dieta y planifique comida y cena para los dos próximos días.

Cuando sepa qué quiere cada día, elabore una lista con los ingredientes que necesita y baje a comprar lo que le falte.

Llenar hasta arriba la nevera de vegetales, fruta, carne, huevos, etc, puede resultar en tener que tirar mucha comida en los próximos días, porque ya sabe cómo somos las personas, si intentamos ir demasiado rápido o abarcar demasiado, tenemos más papeletas para descarrilar.

Eso ocurrirá especialmente si no tenemos costumbre de cocinar o nuestra dieta era muy horrible. Tenemos que ser fríos y profesionales. De momento, anotemos otra pequeña victoria planeando la comida de los próximos dos días y comprando lo que haga falta.

A su vez, vamos a repetir lo del día 1 con el plan de sueño. De hecho, esa tendrá que ser nuestra rutina general a partir de ahora, cada día.

Día 3.- Definir el plan de ejercicio y empezar poco a poco

Es hora de movernos, por eso es importante planificar qué días vamos a hacer ejercicio de pesas y deporte.

Mi recomendación ya sabe cuál es, empezar con un deporte que le guste para oxigenarse y relajarse y, además, ejercicio de pesas dos o tres veces por semana, centrándose en movimientos compuestos de grandes grupos musculares.

Esos movimientos reclutan muchos músculos a la vez y desarrollan todo el cuerpo de manera equilibrada, en vez de estar haciendo la tontería de mil flexiones de bíceps ante un espejo.

Igualmente, puede poner la guinda haciendo un día o dos a la semana de breve entrenamiento de alta intensidad por intervalos (recuerde buscar, por ejemplo, los intervalos de Tabata en Internet para ver cómo se hacen).

Obviamente sobra decir que, dependiendo de su edad, estado físico, etc, debe adaptar la intensidad del ejercicio y consultar con su médico si es necesario, no se pase, especialmente si ahora no se ejercita, sólo conseguirá lesionarse o algo peor. Recuerde que la filosofía de ejercicio es breve e intenso.

Y, de nuevo, no intente abarcarlo todo. **El éxito de un plan pasa por empezar en pequeño y seguir empujando ese poquito cada día.**

Si quiere se puede apuntar a un gimnasio, genial, vaya y pida ayuda a los preparadores sobre qué ejercicios hacer (e ignore mucho del consejo dietario que le darán).

Si no quiere apuntarse al gimnasio puede comprar unas pesas y, si no, no le hace falta ni eso, puede establecer una rutina en casa de ejercicios con el peso del cuerpo (flexiones, sentadillas, dominadas, etc).

Con media hora al día y un buen plan, puede hacer todo el ejercicio necesario en casa.

No soy experto en ejercicio y hay millones de fuentes que puede buscar en Internet, la tarea hoy **es crearse la rutina de ejercicio y deporte y establecer en su horario cuándo y cómo la hará.**

Además de eso, coma lo que toque según su plan del día anterior y repita el ritual para dormir

Día 4.- Introducir la meditación

Busque en Internet sobre meditación de atención plena o *"mindfulness"*, de la que hemos hablado ya. Tenemos que reducir el cortisol y, aunque el deporte nos ayudará, la meditación es otra de nuestras mejores aliadas.

Si hay otro tipo de meditación o yoga que ya practica o le relaja, siga con ella, pero si no, la que le comento es la probada por psicólogos, exenta de cualquier implicación mística o religiosa.

En mi caso personal, dos sesiones de diez minutos, una por la mañana al levantarme y otra cuando termina la tarde, me han supuesto un cambio radical. Personalmente creo que menos tiempo no funciona, pero más, si es su deseo, puede ser mucho mejor.

Es muy importante abandonar cualquier expectativa respecto a la meditación, en el sentido de que no espere de repente convertirse en un buda sereno que lo soporta todo con una sonrisa.

Simplemente siéntese esos diez minutos y céntrese en el ahora, en la respiración y en su cuerpo.

Aparte de eso, nada más importa y no piense que va a recibir superpoderes o algo así.

Y sí, su mente se va a ir para todos lados y muchas veces le va a parecer que han sido diez minutos en los que lo ha hecho "mal". Déjeme decirle que eso es normal y debe ser así.

Preocúpese sólo de sentarse y no fallar en su rutina. **Mientras siga una disciplina diaria lo está haciendo bien, aunque parezca que no**. Con el tiempo y sin darse cuenta, todo irá mejor.

Si es día de ejercicio, hágalo. Coma y cene lo que tenía previsto y prepare la lista de la compra para los siguientes dos días.

Por supuesto, repita el ritual de antes de dormir.

Día 5.- Volver a leer la parte de la mente y la testosterona

Haga eso porque hoy toca ejercer de líder social, ya sea en el trabajo, en casa o donde sea. Proponga algo y consiga persuadir para que se haga, aunque sea salir a cenar fuera (a un sitio donde sirvan comida de verdad, no al McDonalds o a una pizzería).

De nuevo, si es día de ejercicio, hágalo y coma y cene lo que tenía previsto. Y, por supuesto también, repita el ritual de antes de dormir.

A partir del siguiente día, es una cuestión de tener un horario e ir siguiendo el proceso que hemos ido introduciendo gradualmente.

+ **Meditar** todos los días.

+ **Ejercitarse** cuando toca.

+ **Descansar** muy bien cuando no.

+ **Comer lo previsto** y planificar comidas y cenas (verá que es posible que le entre el gusanillo de cocinar, eso sería genial. Busque recetas fáciles para la comida que hemos visto aquí, la infinidad de combinaciones deliciosas con las que preparar su carne, pescados y vegetales en inmensa). Si vive solo como yo, cocinar para uno le resultará más pesado, es la excusa perfecta para invitar a amigos y potenciar la relajación y el bienestar.

+ **Cuidar bien nuestro sueño**, yéndonos a la misma hora a la cama y con el ritual previo.

+ **Ir poco a poco siendo el líder** de nuestros grupos o, al menos, teniendo un papel más activo en ellos.

Lo que queremos con el plan es empezar pasito a pasito, porque es importante anotarse victorias desde el primer día, ya que **pequeñas victorias son lo que motiva realmente y lo que lleva a éxitos mayores.**

Y aparte de esto, sólo me queda desearle mucha suerte, de veras. Le aseguro que el esfuerzo que haga compensa y, con el tiempo, no se vuelve un esfuerzo, sino que estará deseando hacer todas estas cosas por lo bien que le sientan.

Si yo pude, le garantizo que usted puede. Mucha suerte, que en esta vida también cuenta, más de lo que queremos creer.

Más información y títulos en Ediciones Thunder.

http://www.edicionesthunder.com

www.ingramcontent.com/pod-product-compliance
Lightning Source LLC
Chambersburg PA
CBHW030447290526
45786CB00001B/483